U0288329

EBERS

翻 开 生 命 新 篇 章

[日] 小盐海平 著

花粉症与人类

花粉症と
人類

吴昊阳 译　姜姗 金悦盈 审

让人"痛哭流涕"的小历史

科学普及出版社
中国原子能出版社
· 北京 ·

图书在版编目（CIP）数据

花粉症与人类：让人"痛哭流涕"的小历史 /（日）小盐海平著；吴昊阳译.
— 北京：中国原子能出版社：科学普及出版社，2023.1

ISBN 978-7-5221-2372-1

Ⅰ．①花… Ⅱ．①小… ②吴… Ⅲ．①花粉－变态反应病－防治－医学史 Ⅳ．
① R593.1-091

中国版本图书馆 CIP 数据核字 (2022) 第 218208 号

著作权合同登记号：01-2022-5014

KAFUNSHO TO JINRUI
by Kaihei Koshio
© 2021 by Kaihei Koshio
Originally published in 2021 by Iwanami Shoten, Publishers, Tokyo.
This simplified Chinese edition published 2023
by Popular Science Press (China Science and Technology Press), Beijing
by arrangement with Iwanami Shoten, Publishers, Tokyo

策划编辑	王　微
责任编辑	史慧勤
装帧设计	佳木水轩
责任印制	徐　飞

出　　版	科学普及出版社
发　　行	中国科学技术出版社有限公司发行部
地　　址	北京市海淀区中关村南大街 16 号
邮　　编	100081
发行电话	010-62173865
传　　真	010-62179148
网　　址	http://www.cspbooks.com.cn

开　　本	880mm×1230mm　1/32
字　　数	79 千字
印　　张	6.75
版　　次	2023 年 1 月第 1 版
印　　次	2023 年 1 月第 1 次印刷
印　　刷	运河（唐山）印务有限公司
书　　号	ISBN 978-7-5221-2372-1
定　　价	68.00 元

内容提要

　　这是一本描写花粉过敏症与人类纠葛几千年的医学小史。

　　早在新冠肺炎疫情之前日本人就戴口罩的原因是什么？想象一下，如果这个世界没有花粉症，会是什么样子？春天花粉飞扬，让我们"痛哭流涕"，苦不堪言，但人类已经与花粉症"相爱相杀"几万年，就连智人的远亲尼安德特人也未能幸免，"花粉"一词甚至融入了不少地区的语言文化当中。花粉症曾被当成一种贵族的象征，就连达尔文都为之着迷。

　　19世纪的医生一边为一种神秘"伤寒"而苦恼，一边为查明原因付出艰辛努力。

　　20世纪，整个北美的居民与一种致命的过敏植物"豚草"斗争得难分难解；我们的邻居日本，甚至被自家的杉树花粉折磨出了奇怪的"优越感"。

在了解和对付花粉症的道路上，我们一路打喷嚏，一路前进，对花粉和花粉症的认识也一定会有所改变。花粉症也许不是单纯由植物学原因所致，而是有复杂的理由，如人与自然的关系、文化传统与植林政策等。

日本植物学家小盐海平翻阅古今中外的文献和档案，结合亲身感受，完成了第一部带着善意去介绍花粉症的科普书，启发我们如何与一种早已存在的自然产物共存，找出人类与植物、微生物的相处之道。

　　"要是世界上没有花粉那该多好！"不少深受花粉症困扰的人如此心心念念着。凛冬将尽，花鸟鱼虫一同讴歌春天的到来。在这个美好季节到来之际，为什么只有我们那么难受呢？

　　原来不仅日本，世界上很多国家都受到花粉的洗礼。日本及欧美地区这些温带国家要忍受暴雪般的漫天花粉——新年到春天有榛果、杉树、扁柏、柳树、杨树、山毛榉、白桦等树木花粉；初夏到盛夏有稻科的牧草、谷物花粉；晚夏到晚秋有豚草、魁蒿等菊科杂草花粉。而地中海地区的法国南部、意大利有柏树花粉，以色列、土耳其有橄榄树花粉，中东的科威特、沙特阿拉伯有枣椰树、牧豆树花粉，印度及东南亚地区有甘蔗、椰树花粉，中国（尤其是南京）、伊朗有悬铃木花粉……世界各地都有当地常见的花粉症。更令人吃惊的是，就连南极这种不毛之地竟然也有花粉飘扬。

这么看来，我们无论躲到世界的哪个角落，都有可能被花粉弄得痛哭流涕、鼻塞难忍，有时，甚至脑海里闪过一死了之的想法。当然，花粉症是死不了人的，但取而代之的是要一辈子被花粉折磨。啊！花粉！你这个"人生伴侣"实在太可怕了！

但是，花粉其实也很冤枉，毕竟远古之时，远在人类踏足陆地之前，它们（"花粉"这个词在印欧语系中多为阳性名词）就已经存在了，可以说它们是陆地的原住民之一。况且人类与花粉的邂逅本来就是温情脉脉的。截至近代，文人墨客都会从花粉中获取灵感，生物学家则着迷于花粉形成及释放等机制，真可谓是"你侬我侬"。所以说，花粉还是那个花粉，只是我们现代人变了而已。

本书主要介绍如何预防杉树花粉飞散的相关

内容——这是我的研究领域，同时也归纳整理了花粉与花粉症的相关文献——这个工作我在研究生时期就开始着手了，迄今已有25年。身为一名理科学者，之所以写这部《花粉症与人类》，是想要向与花粉、花粉症战斗了一辈子的诸位前人致敬。最初我是怀着一肚子火，为了消灭掉那可恨的杉树花粉才开始从事花粉研究的，想不到最后却被花粉的魅力所折服，想自己写一部由花粉所反映出的人类文明史。换言之，本书还藏着我的一个小小私心——给一直以来被人们错怪、唯恐避之不及的花粉"翻案"。

如果读者读过本书之后能够有所共鸣，对花粉有那么一丁点的好感，觉得即使得了花粉症也没多大问题的话，倒也不枉我这番"冒天下之大不韪"。总而言之，本书目的不在于帮助治疗花粉症，望读者诸君周知。

小盐海平

目 录

第 6 章　花粉光环下的世界

第 1 章

花粉礼赞

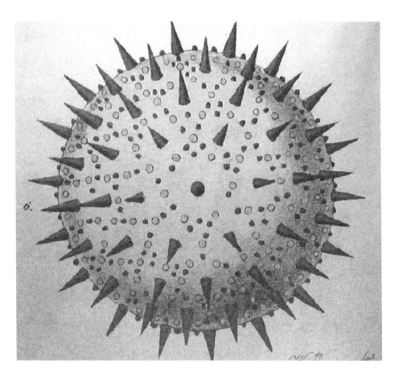

尤利乌斯·冯·弗里切所绘蜀葵花粉素描

造物主的杰作

花粉的诞生

翻开《圣经》，第一页就说到上帝划分天空和海洋，创造陆地，然后让"地长出了植物：含种子的五谷菜蔬，各从其类；会结果子、果子里有种子的树，各从其类"[1]。《圣经》作者在这里特地强调"各从其类"，即植物是分类创造、互不混淆、秩序井然的，一根瓜藤上不可能结出一个茄子。

那为什么瓜藤不会结出茄子呢？德国植物学家科尔罗伊德（1733—1806年）看到炼金术师用铁和铜炼金，于是在想：生物学范畴里头是不是也能通过某种手段让金丝雀变成孔雀呢？为了验证这个猜想，他先从植物交配实验着手。1760年，他成功培育出了人工杂交烟草，但同时他也指出

1　译者注：《圣经》译文摘自和合本修订版。

这种异常现象在自然界是不会发生的："造物主给自然界定制了一套精巧绝伦的法则，用以预防失序和混乱的产生。这套法则就是同种花粉和异种花粉即使同时沾在柱头上，也只有同种花粉会授粉，异种花粉会受到排斥。"

换言之，瓜藤上不会结出茄子，是因为瓜的雌花即使沾上了茄子的花粉也不会受精。科尔罗伊德在花粉中看到了上帝造物的秩序，内心的震撼洋溢在话语之中。

在花粉出现之前，像蕨类这样通过孢子繁殖的植物在地球上独领风骚。我们必须对这些蕨类植物心怀感激，因为它们创造出了人类现代文明建设过程中不可或缺的原动力——煤炭。孢子繁殖需要水，所以孢子植物天生就不能离开水边太远。后来，裸子植物出现了，它们能够借助风力传播花粉，使其子子孙孙能够轻而易举地到达干燥的内陆地区。

我个人对于这些不开花、一辈子躲在暗无天日之处的苔藓、蕨类没法产生共鸣，内心还是希望自己的人生能够和开花结果的植物交错。心如根深扎，话如叶庄重，努力让自己的人生开花，度过充实的一生——这是人类从花粉植物里习得的道理。

花粉缘何飞

古生物学知识告诉我们，花粉诞生于侏罗纪，那时候还没有人类，恐龙在地球上昂首阔步。然而，后来花粉传播却成为绝大多数植物选择的繁衍方式。没办法像动物那样到处行走的植物，发展出了独特的能力，它们将继承自祖先的各种遗传信息封印在肉眼不可见的黄色小微粒里随风而去，有时候甚至能飘到数百公里开外。这一粒粒朴实无华、让人感觉不到一丝生命气息的粉末里，竟然凝缩着植物自身蕴藏的精华。

以杉树花粉为例，其大小约为 30 微米（0.03 毫米），在无风情况下的下落速度约为 2 厘米 / 秒，即下落 1 米需要将近 1 分钟。如果下落期间起了风，那花粉便能立刻化身为飞行体。

按照平方、立方定律，一个物体的边长减少一半，那么这个物体的表面积就会缩小到原来的四分之一，体积缩小到八分之一。同理可得，其所受到的空气阻力（体现在表面积公式中）也会减少到原来的四分之一，重量（体现在体积公式中）减少到八分之一。因此，和我们的日常感觉不同，站在花粉这种微粒子的角度，它们所受到的空气阻力要比地球重力大得多。换言之，花粉能够利用空气阻力抵消掉地球重力，乘着上升气流长距离移动。

日本著名的屋久岛绳文杉，最初也是由一粒花粉发育而来的。几千年前，这棵大树还是一颗渺小如尘埃的微粒，飘荡在空气中。花粉中蕴藏着如此的力量，将人类弄得涕泗横流这点事根本就易如反掌。

飞行中的花粉很轻易就能借助风力跨越树干之类的大型障碍物，反倒经常被松叶、杉叶之类的细长障碍物挡住。裸子植物是地球上最先通过花粉繁殖的植物，而要捕获它们的花粉，针叶树是最高效的。

喜风之花与喜虫之花

正当演化出花粉的裸子植物在远古大陆四处繁衍生息之际，恐龙们正上演着一幕幕凄惨、弱肉强食的杀伐戏码。然而，在下一个时代，植物们选择了小型的昆虫、鸟类、哺乳类动物而非恐龙作为伴侣，它们有的盛开了五彩缤纷、芳香馥郁、甘蜜充谥的花朵，吸引昆虫来帮忙授粉，有的端出了甜美的果实让小鸟、小动物们帮忙运送种子。

我们居住的世界之所以能够点缀着娇艳的花

朵和美味的果实，花粉和授粉昆虫绝对功不可没。如果没有花粉，恐怕世界还是会像恐龙时代那样充满着血腥味吧。

植物界和动物界的合作是如何开展的，目前我还只能靠想象。我猜想，或许是以花粉为食的金龟子这类甲虫充当了授粉媒介吧。植物这一方准备了艳丽的花朵，散发出馥郁的芳香来吸引昆虫，再通过提供甘甜的花蜜来构建这一共生关系。如此一来，授粉便逐渐从风媒转变为虫媒。植物们也开始逐渐淘汰轻飘飘的花粉，转为生产黏性高、能让昆虫帮忙运送的花粉了。

"风媒花""虫媒花"这两个词听起来很生硬，其实它们分别源自希腊语的"anemophilia"和"entomophilia"，直译过来分别是"喜风之花"和"喜虫之花"，词缀优雅，洋溢着花粉的爱。顺带一提，第一个认为花粉症的罪魁祸首是风媒花的人，正是大名鼎鼎的进化论提出者——查尔斯·达尔文（1809—1882年）。

虫媒植物与昆虫携手，大幅简化了授粉程序，但是当植物形成了大群落，昆虫的数量跟不上时，植物们又回归了风媒授粉的模式。

我认为，相比风媒，虫媒的优点在于繁衍所需花粉较少，但或许正因如此，尽管虫媒植物的种类高达数千种，关键的授粉昆虫却无论种类还是数量都十分有限，所以植物们才再次回归到风媒。柳树之类的植物是从虫媒回归风媒的途中兼而有之，既能散发芳香、分泌蜜汁吸引昆虫，又能产生大量的花粉散播空中，是花粉症的罪魁祸首之一。

白桦、榛树、赤杨等桦木科树木，以及枹栎、山毛榉等山毛榉科树木，是北海道、北欧地区的花粉症元凶，其特征是尾状花序、同时开花，能够在刮风时高效散播花粉。相比起杉树等，这类植物可谓新一代的风媒花。

花粉发现史

17世纪的显微镜学家

显微镜帮助人类观察到了花粉这一极小微粒的模样。1590年，荷兰眼镜商詹森父子发明了世界上第一台显微镜，但是差不多70年后显微镜才在显微镜学家手上发光发热，取得了突破性的生物学发现。

英格兰生物学者罗伯特·胡克（1635—1703年）以细胞发现者的身份为人所熟知。1665年，他出版了《显微术》（*Micrographia*）一书，其中收录了软木细胞壁和跳蚤的插图，让人印象深刻。他好奇为什么酒瓶的软木塞弹性那么好，还能浮在水面上，于是就刮了一点软木做成截片放到显微镜下观察，结果发现了截片上存在无数进入了空气的"小房间"［取名"cell"（细胞）］。可惜的是《显微术》里没有花粉的素描插图，我们无从得知他有没有用自己制造的显微镜观察过花粉。

　　第一个发现微生物（1674 年）和精子（1677年）的人是荷兰人安东尼·凡·列文虎克（1632—1723 年），他出生于代尔夫特，是创作了《代尔夫特的风景》的著名画家约翰尼斯·维米尔的遗产管理人。列文虎克认为胡椒果实上长着一些肉眼不可见的小刺，当人吃胡椒时，这些小刺刮到舌头，就产生了辛辣的感觉。为了验证猜想，他将胡椒放到水里泡软，然后放到自制的显微镜下观察，歪打正着地发现了样本中的微生物。列文虎克利用单目显微镜观察了许多事物，但依然没有留下花粉的素描画像。

　　目前能找到的世界上最早的花粉观察记录见于尼赫迈亚·格鲁（1641—1712 年）的《植物解剖学》（1682 年）和马尔切罗·马尔比基（1628—1694 年）的《全书》（*Opera Omnia*，1687 年）。

格鲁的《植物解剖学》有一部分早在出版的11年前，即1671年由英国皇家学会出版过。同年，马尔比基向皇家学会投稿了《理念》（*Idea*）一文。因此1671年是人类清晰地目睹花粉的纪念年。皇家学会成立于1645年，致力于搜集、评价和传播世界各地的知识。1660年，斯图亚特王朝复辟，查理二世下诏赐予皇家学会法人权，并正式定名为"皇家学会"。此后，皇家学会举办了多项知识普及活动。对于上述这两位首次为人类揭示花粉真容的学者，我想多花一点笔墨来介绍。

1641年，尼赫迈亚·格鲁出生于英格兰华威郡，是牧师奥贝迪亚·格鲁的独生子。他经历了处死查理一世、克伦威尔掌权、光荣革命等大事，但他个人的人生倒是颇为安稳。剑桥大学毕业后，他在莱顿大学继续深造，于1664年取得医学博士学位，回到华威郡的考文垂行医。

格鲁一边为人看诊，一边埋头研究植物解剖

学。他以非凡的洞察力在医学领域留下了"指纹研究"等功绩，而在植物解剖学领域，他首次以"tissue"一词来称呼植物组织并沿用至今。

格鲁认为"花卉中有产生精虫的部分（即雄蕊）和相当于卵巢的部分。卵巢位于雄蕊之中，通过类似动物精虫的小颗粒受精"。他绘制了多幅花粉素描图，开创了花粉形态学。日后，花粉形态学为弗朗兹·鲍尔（1758—1840年）和尤利乌斯·冯·弗里切（1808—1871年）所继承。鲍尔绘制了大量的花粉素描图，弗里切写下了《论花粉》。两人所绘画的花粉结构图形态多样、笔触复杂、构图精美，即使用作装饰艺术品也无可挑剔。

另一边，马尔切罗·马尔比基则出生于1628年博洛尼亚近郊的克雷瓦尔科雷的一户农家。1653年，马尔比基博士毕业；1656年，搬到比萨。1661年，因身体抱恙，马尔比基先后到墨西拿大学和博洛尼亚大学担任医学教授。1667年，马尔比基加入英国皇家学会，研究遍及医学、动物学、蚕虫研究、植物学等领域。他撰写的相关论文被皇家学会编成一册，以"全书"为名出版。马尔比基63岁时被任命为时任教皇英诺森十二世的御医，在罗马居住了3年，而这也是他人生中最后3年。1694年，马尔比基因脑卒中去世。

马尔比基是显微镜植物解剖学的奠基人。整体而言，他的功绩堪比格鲁，甚至犹有过之，不过在花粉形态研究方面，他可能就比不上格鲁了。在马尔比基的求学生涯中，他最先学习的是人体解剖学，在遇到瓶颈后，他又进修了高等动物解剖学；然后为了帮助理解，又学了昆虫解剖学；最后才学的植物解剖学。因此，马尔比基融会贯通了人类、动物、昆虫和植物之间的共同点。例如，他在发现了昆虫利用气管呼吸之后，在此基础上又发现了植物的导管和人类的毛细血管。关于花粉，他如此写道："花粉只不过是卵子成熟前的分泌物罢了，就像人类女性的经血一样。"

马尔比基虽然没有画过花粉图，但是他对于百合花粉上特殊的一道沟却描写得非常准确："雄蕊中挤满了好比是原子的小球。这些小球颜色各异，像百合、玫瑰的就是黄色，锦葵、车前草的就是白色、透明的。形状也很多样，百合的花粉是椭圆形的，两端较尖，像小麦的种子，中间有道竖沟。"

看到马尔比基将百合花粉比作"挤满了原子"，我个人是很吃惊的。因为假如他认为原子是所有物质存在的根源，那么他这句话的意思就是花粉之于植物好比精子之于动物，是植物的生命之源——这绝对是独领时代鳌头的慧眼！我们在下面会提到，出生于图宾根的卡梅拉乌斯其实早就发现了花粉在植物受精过程中的决定性作用，只不过这一成果是在他死后才公开的。也就是说马尔比基晚了一步，没能真正证明花粉的作用，但是他的确注意到了花粉与精子的共同点。顺带一提，当我将包在雄蕊中的花粉，尤其是杉树花粉放到显微镜下观察时，我脑子里浮现的第一幅画面是鱼子酱。马尔比基想到原子，我想到的是鱼子酱，可能这就是天才和凡人的差距吧。

植物也有性

鲁道夫·雅各夫·卡梅拉利乌斯发现了花粉的决定性作用。卡梅拉利乌斯 1665 年出生于德国图宾根市，并于 1721 年逝于该地。1688 年，他担任图宾根市植物园园长；1695 年，他与他的父亲一样当上了大学教授。他的研究业绩中，以 1694 年写给吉森大学教授瓦伦丁的信最为著名。这封信的名字叫《论植物的性》。

卡梅拉利乌斯先以桑树为观察对象，发现一

旦将产生花粉的雄株远离雌株，雌株就只能结出干瘪、空心、不发芽的种子。然后他又拿雌雄异花，即同一植株上同时存在雄蕊和雌蕊的玉米、蓖麻做实验，将花药还未发育好的雄蕊摘除，雌蕊就结不出种子了。于是他得出结论："雄蕊是雄性生殖器官，当中的粉末是植物的最本质部分。另外，支撑花柱的子房是植物的雌性生殖器官。"自亚里士多德以来，人们知道了动物有性的分化，可是长久以来都不认同植物也有性。可以说，卡梅拉利乌斯的发现打破了亚里士多德的"窠臼"，是极具勇气的壮举。

最先创造出"花粉"（pollen）这个词的人是瑞典人卡尔·冯·林奈（1707—1778 年）。1774 年，他出版了《植物的婚姻》一书，对花粉如此定义："花粉是植物的细粉，用合适的液体打湿之后会破裂，释放出肉眼看不见的物质。"他对用显微镜观察花粉没什么兴趣，而是在卡梅拉利乌斯的研究基础之上，按照雌雄形态给整个植物界划分了 24 纲目。

林奈的父亲家境贫困，一开始只是个普通老百姓，后来转行当了牧师。由于没有姓氏，所以干脆拿家附近的一棵椴树（linden）为名，取其拉丁语发音"林奈乌斯"（linneus）作为姓氏，拉丁语的"林奈乌斯"转译作瑞典语时就成了"林奈"（linne）。林奈小时候也打算子承父业当个牧师，可是他对采集植物实在太上瘾，惹得父亲一怒之下将他送去给鞋匠当学徒。后来，他在隆德大学学医，又被乌普萨拉大学聘用为植物学课堂助教，崭露头角，逐渐成长为给世界"确定秩序"的伟大分类学家。

林奈以一个牧师之子的口吻为《圣经·创世记》作注："我虽然给 7300 种植物分了类。但是主啊，您在伊甸园中创造了那么多种植物，我怎么数得过来。"他又将雌雄同花（雄蕊和雌蕊在一朵花上）比作"夫妻同睡一张床"，将雌雄异花（一棵植株上雄花只有雄蕊、雌花只有雌蕊）比作"夫妻分床"，幽默地解释了植物的多样性体系。然而周围的人却指责他："上帝怎么可能允许植物界存在一雌配多雄这种淫乱的搭配！你这种乱七八糟的分类法哪能教给学生！"

自然的神秘

差不多同一时期，植物学界涌现了许多的发现——詹姆斯·罗根发现了风媒（1739年），格雷迪秋成功对枣椰"人工授精"（1749年），菲利普·米勒发现了虫媒（1751年），以及本章开头提过的，尝试"植物炼金术"的科尔罗伊德发现了杂种劣势（1761年）。

所谓的杂种劣势，指的是"一株柱头同时沾上同种花与异种花的花粉时，只有同种花的花粉会被吸收，异种花的花粉会被排斥"的现象。本章开头的瓜果雌花即使沾上茄子花粉也不会结果，以此保存自身种子，这就是杂种劣势现象。另一方面，植株不接受自己的花粉，反而接受同种其他植株的花粉，这种现象叫作近交劣势。科尔罗伊德虽然也注意到了这一现象，但没有深究，只是写了寥寥几笔："对我来说，最奇怪的是花卉竟然会不接受自身花粉（自交不亲和性）。"

深究这一现象的同样是德国人克里斯蒂安·康拉特·施普伦格尔（1750—1816 年）。1750年，施普伦格尔出生于勃兰登堡的一个牧师家庭，长大后学习神学和语言学，担任施潘道一家学校的校长。

他的植物研究信条体现在他说的这句话中——"在野外采集花卉，却在室内研究的人，永远不可能发现花卉结构中蕴藏的自然机制"。他写出了《破解自然的神秘》一书，阐述了花卉结构与授粉昆虫习性的联系，但也因此不惜逃掉星期天的礼拜跑到野外观察，最终被学校开除。他的研究超前时代，不为同时期的人所理解。此后，他埋头研究语言学，在孤独、误解和寂寥中溘然长逝。

达尔文拓展了施普伦格尔提出的理论，证明了异体受精的种子在繁衍过程中优于自体受精的种子，构建了进化论的核心理论。他写道："我在过去37年时光中一直对异体受精花卉适应性这个课题颇感兴趣，观察了许多案例。1793年，在我着手研究花卉授粉、受精之前，德国就已经出版了一部伟大的著作了。在这部《破解自然的神秘》中，施普伦格尔通过大量观察案例，有力地证明了在大多数植物的受精过程中昆虫所起到的本质作用。可惜他实在领先时代太多，导致他的种种发现在长时间内无人问津。"

我本人是个即使得了花粉症也依然折服于花粉魅力的重症患者，目前每个星期天都会到教堂做礼拜。在这一点上，倒是有点庆幸自己不是达

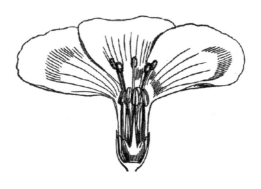

达尔文所绘的花卉插图。长花蕊是雌蕊，短花蕊是雄蕊

尔文、施普伦格尔那样子的天才（虽然敢自比这
两位已经够狂妄了……）。

花粉赞歌

植物学界对花粉的研究依然继续着。苏格兰
植物学家罗伯特·布朗（1773—1858 年）观察
到了花粉粒内的微粒不规则运动，并因此在物理
学史上留名，人们将这种运动称为"布朗运动"
（1827 年）。

布朗一开始的猜想是花粉自身的生命力驱动花粉粒内的微粒运动，但后来他发现了储藏了 20 年之久的花粉和矿物粉末也有同样现象，才认识到这是一种物理运动。1905 年，阿尔伯特·爱因斯坦证明了布朗运动是由水分子做热运动时的不规则碰撞引起的。

1830 年，意大利天文学家乔凡尼·巴蒂斯塔·阿米奇（1786—1863 年）发现花粉管内会发生原生质流动，将花粉的内容物输送到雌蕊。对此，我不禁震惊于小小的花粉中，竟然凝聚着能贯通原子物理学乃至天文学等所有学科的知识，同时还要对先贤们破解花粉秘密过程中所做的努力深表敬意和谢意。

花粉的生物学意义就这样逐渐揭晓，人们开始赞美花粉。查尔斯·达尔文的祖父——伊拉斯谟斯·达尔文在其著作《植物园》（1791 年）中写下了这样一首诗篇：

夜寒，花瓣合上了

在它的命令下

包裹在罗帐中的宛如少女般的花柱

在不可见的空气中震荡着朝露

在七色的光彩中摇曳

在高处破裂的花药啊

是要将果实的细粉寄予清风?

抑或因委身其中的美人暗喜?

爱在彼时，于空中绽放生命

　　在那个波澜壮阔的年代，德国的文豪纷纷
赞颂花粉。例如，诺瓦利斯就将自己的零星思绪
以《花粉》（1798 年）为题出版[1]。他的写作意图在
1802 年发表的《蓝花》节段中可以窥得一二，"各
种语言、各种思考，就如同赋予生命使之结出果

1　译者注：2012 年重庆大学出版社《诺瓦利斯作品选集》第三卷收
　　入《花粉》诗篇，卷名即为"断片"。

实的花粉一般，浇灌着自己的内心深处，将自己从迄今为止的幼稚小圈子中一口气泵到广阔天地的高处"。

沃尔夫冈·冯·歌德在《植物变形记》（1820年）中写道："花粉在大自然的引导下找到并附着弥漫在花朵的雌性生殖器官之上，施展出自己与生俱来的独特影响力。因此，我们倾向于认为植物两性的结合同时也是精神层面的联合。我们相信，或者说至少我们曾经相信过，只要怀揣着这样的想法，那么植物的营养生长和生殖生长这两个概念就能够更加紧密地联系在一起。"[1]他将花粉拟人化，将受精比喻为爱情的象征。

1　译者注：此段译文摘自《植物变形记：典藏版》（范娟译，重庆大学出版社，2018 年，91 页）。日文版对此段的译文如下："花粉牢牢地附在雌蕊上，对她施加作用。因此，我毫不犹豫地将这种两性的结合称为精神层面的吻合。而且，至少在这一瞬间，我认为生长和生殖这两个对立的概念是在逐渐融合的。"

日本的花粉缘起

第一个看到花粉的日本人

花粉的吸引力这么大，自然日本也有人为之倾倒。就我所知，日本第一个观察花粉的人是江户时代三大农学家之一的大藏永常（1768—1860年）。他在1831年付梓的《再种方附录》中记载，曾借用日本兰学家中环天游（1783—1835年）的显微镜观察稻花，又绘《稻花雌雄蕊之图》，虽然没有明确使用"花粉"这个词，但也详细地描述了花粉的形态。

> 黄粉，呈黄色、极细、球形，状似金平糖，表面附有细微物体。黄粉乃花之精气，自雄蕊喷出。雌蕊吸引此粉，触其头，汲取此极致精华传于果实，焕发生力。

大藏永常的观察可谓非常准确。但其实豚草的花粉要比稻花花粉更接近金平糖。窃以为，要么是永常所观察的花粉周边沾上了很多杂质，要么就是当时金平糖的角要比现在的小。按寺田寅彦《备忘录》（1927 年）载，无论从技术角度还是理论角度，要将金平糖的每个角做到同等大小是很困难的。无论如何，大藏永常将稻花花粉比喻成金平糖，我是挺有共鸣的。他将花粉看作是日本人爱吃的进口糖果，以敬意和爱意表示对它的欢迎。

大藏永常向日本人普及了荷兰的学说，介绍了植物的雌雄形态包括雌雄异株（如银杏）、雌雄异花（如瓜类）、雌雄同花等情况，指出稻花就是雌雄同花的双性花，当雄蕊的粉末沾上雌蕊就能结出稻谷，彼时日本人普遍认为的稻分雌穗、雄穗是错误的。

永常的创举并不止于指出旧说之误，他认为"世间所谓雌穗雄穗之说虽误，然'雌穗'所结谷粒确多，可收获以储作种子"。即虽然雄穗雌穗之说从科学角度来看是错的，但不影响其实际用途。

永常又介绍了"以稻花蕊知丰凶说"，显示了他独具慧眼的一面。他指出，稻花的花期有210天左右，若在此期间遭遇长时间降雨或强风等恶劣天气，将会影响受精，进而导致该年歉收，谓"推此理而考吉凶，百无一错"。

今天，耐寒性、耐热性、耐旱性已经成为蔬菜育种的指标，用于测试花粉在恶劣条件下的发芽力。而早在江户时代，大藏永常已经参透了这个原理，真堪称是了不起的天才。

日语中的"花粉"

大藏永常不知道"花粉"这个词，但其实这个词早在平安时代的《古今和歌集》中已经出现了。书中序文用汉文写就，提到小野小町时有这么一句话。

小野小町之哥（歌），古衣通姬之流也，
然艳而无气力，如病妇之着花粉。

　　然而遗憾的是，这里所说的"花粉"，是容易
生病的女性为了让自己的脸色好看些而往脸上抹
的化妆粉。顺带一提，"衣通姬"是《古事记》和《日
本书纪》中记载的传说美人，精于和歌。

　　那么，我们心爱的、意为植物花粉的"花粉"
一词是什么时候出现的呢？就我所知，应该是出
自《泰西本草名疏》（1829年）一书。这本书是通
贝里《日本植物志》的日文译本。译者伊藤圭介
（1803—1901年）曾师从西博尔德学习西方植物学。
西博尔德送了《日本植物志》给伊藤，于是伊藤
将里面的植物拉丁文学名翻译成了和名与汉名，
创造出了"雄蕊""雌蕊""花丝""花柱""柱头""雄
花""雌花""雌雄两全花"等译名。可惜的是伊
藤圭介虽然以林奈的24纲目分类法，按照拉丁文

学名的字母顺序列举了大量植物的名称，然而并没有明确区分东方本草学和西方植物学的差别。

比伊藤圭介年长 5 岁的宇田川榕庵在《泰西本草名疏》出版的 7 年前已经接触到了林奈的理论，著《菩多尼诃经》，然书中并无"花粉"一词。后来，西博尔德送了库尔特·施普伦格尔（1766—1833 年）的德文版《植物学入门》给他，于是他参照此书写出了《植学启原》（1834 年），此时才使用了"花粉"译名。至于工具书，桂川甫周编纂的《和兰字汇》（1855 年）是第一本收录"花粉"作为"stuifmeel"译名的辞典。《植学启原》是日本第一部系统介绍西方植物学的著作，不仅介绍了林奈的分类法，还介绍了植物的形态、生理、生殖、遗传及植物化学等方面，创造了大量不同于传统本草学的术语。由于《植学启原》是用汉文写就的，中国的知识分子可以无障碍阅读。1899年起，中国第一份科学杂志《农学报》用了足足

15 期的篇幅连载《植学启原》。

　　据朱京伟博士考证，植物学意义上的"花粉"是和制汉语，通过《植学启原》传入了中国[1]。但其实中国自身的典籍中早就有了"花粉"这个词。据我所查找，唐代诗人司空曙的五言排律《题玉真观公主山池院》中有"柳丝遮绿浪，花粉落青苔"一句，柳条如波浪摇曳的样子和柳树的黄色花粉落在青苔上的样子形成鲜明对比。不过，这里所说的"花粉"是和"柳丝"相对的，即"花"和"粉"的构词等同于"柳"和"丝"的构词，更多像是比喻性质的，难以证明"花粉"在当时已经是一个惯用词组。

　　一提到花粉，我就不由自主地兴奋起来，不小心说得太啰唆了，望读者们见谅。

1　译者注：见朱京伟《中国における日本製植物学用語の受容——20 世紀初期の中国資料を中心に》和《明海日本語》第 7 号，2002 年。

冷夏时坐立不安

在大藏永常写下《再种方附录》的整整100年之后，宫泽贤治写出了《不畏风雨》（1931年）。宫译贤治曾在花卷农学校执教，自然知道永常提出的"以稻花蕊知丰凶说"。他曾因为观察到当地刮起山背风[1]引起低温现象，准确预测了稻花花粉无法正常发育，进而导致当年收成锐减。《不畏风雨》中的那句"冷夏时坐立不安"描绘了当年那场寒灾对日常生活的影响。贤治预测到了当年会歉收，在结穗之前已经开始担心，整个夏天都坐立不安，与现代人觉得夏天凉快点多好的思维全然不同。

发表《不畏风雨》的翌年，宫泽贤治又发表了《古斯柯布多力传记》。故事中，主角布多力为了防止寒灾，不惜牺牲自己引发火山爆发，利用

1　译者注：指日本北部太平洋沿岸一侧在夏季刮起的湿冷东北风。

喷发出的二氧化碳温暖了地球，从而保住了人类。不得不说，贤治的科学素养，以及将科学知识运用于生活的灵活思维极其优秀，一点不输给大藏永常。

如此看来，我们应当能理解为什么当下被人们视为不共戴天之敌的花粉，在过去会被人们赞叹和尊敬了吧。那么，为什么人们不能像风儿和虫儿那样一直爱着花粉呢？难道我们就不能从现在开始，回到那条与花粉共存的老路上吗？怀着这样的疑问，我翻查了花粉和花粉症的相关历史。

从下一章开始，我们将穿越回过去，讲述花粉是如何与人类相遇，花粉症又是如何引发的。我希望读者能和我一起思考，人类要怎样才能和花粉重归于好。

第 2 章
人类与花粉症的邂逅

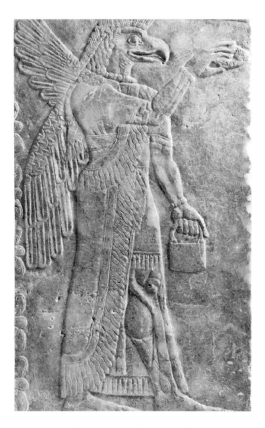

亚述帝国"鹰头人身有翼精灵"像浮雕，冈山市立近东美术馆藏。精灵似乎是在给枣椰树授粉

　花粉症与人类：让人"痛哭流涕"的小历史

最早的爱花之人

花粉是信息的宝库

正如不同种类植物的花朵有不同的美，不同种类植物的花粉也有着不同的大小、不同的形状、不同的模样，因此我们只需要看一眼花粉，就能够倒推出这是哪种植物。花粉就像是植物的身份证。花粉要远比林奈的分类更严谨、更美丽，每一种花粉都有独一无二的个性印记。花粉的这种个性已经在地下沉睡了非常长一段时间，有些甚至已经长达数千万年。

花粉和孢子的外壁由一种化学性质极其稳定的高分子碳素物质构成。这种物质叫孢粉素，用盐酸、氢氧化钠等强酸、强碱都没法溶解。所以很多时候科学家用酸、碱、氢氟酸等物质处理完沼泽、湿地的泥土之后，还能在显微镜下观察到保存完好的古代花粉或孢子。换言之，如果我们调查残存在地层中的花粉，或许就能够推测出过去的各种信息。

这种花粉分析的学问称为孢粉学（palynology），由德国科学家克里斯汀·戈特弗里德·埃伦伯格（1795—1876年）和约翰·海因里希·罗伯特·格佩特（1800—1884年）开创。其后，由瑞典科学家尼尔斯·古斯塔夫·拉格尔海姆（1860—1926年）和伦纳特·冯·波斯特（1884—1951年）正式确立为一门学科。

通过孢粉学分析，我们能够绘制出土壤中的花粉分布图，从量化角度分析过去的植被变迁，还能推测当时的气候变动。换言之，花粉能为我们提供有关人类农业起源及随之而来的植被破坏情况、石油和煤炭开采情况及环境变化情况等信息。例如冢田松雄在《花粉会说话》（花粉は語る，岩波新书，1974 年）中就提到，通过分析永冻土层下埋藏的猛犸象牙齿上和胃部里残留的花粉，我们就能知道这头猛犸象是在哪个季节变成冰雕的。在现代，警方甚至能够通过沾在衣服、鞋底上的花粉来定位杀人犯。同理，通过孢粉学分析，某种程度上我们也能推算出人类是在何时与花粉邂逅的。

沙尼达尔洞穴的发现

美国考古学家拉尔夫·索莱基（1917—2019 年）在对尼安德特人遗址沙尼达尔洞穴进行考古发掘调查之际，委托了法国的女性考古学家阿尔蕾特·勒儒瓦·高汉（1913—2005 年）做了孢粉学分析。阿尔蕾特是第一个将孢粉学应用到先史考古学领域的学者，她曾在 1937—1939 年和丈夫安德烈一同在日本调查阿依努遗址。有关阿尔蕾特的工作，我将引用索勒基的《沙尼达尔》[1] 书中所载作简要介绍。

> 据勒儒瓦·高汉夫人的测算，这个人是在5月下旬至6月上旬的某一天下葬的。由于下葬时期刚好处于末次冰期，所以勒儒瓦·高汉夫人的测算工作考虑了气候因素。她利用显微镜发现了至少8种花的花粉和花瓣残片。这些花大多是小型、色彩鲜艳的野生花朵。
>
> 在其他地方的土壤样本中，花粉粒含量极少，必须聚精会神才能找到一点。然而让她震惊的是，沙尼达尔第4号人骨的关联土壤样本中并没有如上文所说那样，残留着少

---

1 译者注：英文原版应为 *Shanidar: The First Flower People*, New York: Alfred A. Knopf, 1971。日文译本为香原志势等译《シャニダール洞窟の謎》(蒼樹书房，1977 年)。

量而多种的花粉，反而是发现了单一种类的花粉粒，而且是 10 粒、100 粒聚在一团的形式，在另一些样本中，花粉甚至还进入了花药内部。

勒儒瓦·高汉夫人推测，在没有人为干预的情况下，花粉根本不可能在洞窟深处以这种形式残留。其一，飞禽走兽不可能将花朵以这种形式运输；其二，飞禽走兽也不会将这种东西放在人的墓地里；其三，花朵较大的蜀葵是一株一株散落在地的，两两之间有一定距离。所以，她的结论是，在末次冰期期间，有人走遍山中采集野花，用以悼念死者。

索勒基为尼安德特人在亲人的葬礼上献花而感动，遂怀着敬意，将他们称为"最早的爱花之人"（the first flower people）。

由此，我们推测距今5万～6万年前，尼安德特人已经会关照残疾人，并有了对死后世界的想象。尼安德特人得名于《赞美诗》的作者约雅敬·尼安德（1650—1680年）。他曾经在《赞美诗》中写下"赞美力量之主吧"一句。我们现在无从得知远古时期的尼安德特人的精神生活情况，不知道他们的信仰是否有约雅敬那么坚定，但我们能够肯定，尼安德特人有着爱花的感性，抑或将自己的人生比喻为花的丰富想象力。

生活在现代的我们，没有庭院栽花，没有钱买花，没有地方装饰花，甚至连看花的时间都没有。人性泯灭、家庭分崩、社会朽坏的警钟长鸣已久。我不禁将那个没有鲜花、充斥着弱肉强食、血腥暴力的恐龙时代与现代社会重叠起来。一个暴力、歧视、冷漠的"恐龙"在四周徘徊，汲汲营营于利润、效率、速度的竞争社会，单靠取回所谓的爱花之心是没有办法改善的。可是，我却似乎隐隐约约地听到了沙尼达尔洞穴中花粉的控诉。

尼安德特人得过花粉症

说起来，沙尼达尔洞穴中发现的花粉，有好几种是药用植物花粉。据勒儒瓦·高汉的孢粉学分析测定，包括葵科的蜀葵和菊科高山蓍属、矢车菊属、黄苑属、百合科蓝壶花属、麻黄科麻黄属的植物。

索勒基指出，高山蓍属植物可用于治疗外伤，黄苑属植物可用于外敷，蜀葵有镇痛消炎、外敷、镇定心神等作用。沙尼达尔第4号人骨与这些药草的花朵一同下葬，让人猜测他的身份或许是具备药草知识的萨满巫师。不过，索勒基本人强调，目前还没有确切证据证明尼安德特人掌握了这些花草的药用功效，观点只停留在推测阶段。

我个人的关注点在于勒儒瓦·高汉发现的这些花粉中有麻黄。麻黄含有麻黄素，可用于治疗鼻炎、哮喘。不过，与其说麻黄里含有麻黄素，更准确的说法应该是因为科学家从麻黄里提取出了一种物质用来治病，所以就干脆直接用麻黄里提取的成分命名"麻黄素"了。

自德国留学归国的长井长义（1845—1929年）发明了大批量人工合成麻黄素的方法，救助了不计其数的哮喘患者。麻黄素能够扩大鼻腔体积，在美国曾经被长期用作豚草花粉症的对症治疗药物。当然，我们无法证明尼安德特人是否存在花粉症患者，但想象一下他们服用麻黄来治疗花粉症还是挺有趣的。尼安德特人既然有爱花之心，那么他们因为太爱花，所以一个不小心吸进了花粉，搞到自己涕泗横流也不是不可能的吧。

第一个花粉症患者是谁

雅典人希庇亚斯

有史料记载的第一个花粉患者是谁呢？据墨西哥免疫学家马里奥·萨拉查·马伦（1913—1976年）用西班牙语写作的《古文献中的过敏反应》（*Las alergias en los mas antiguos documentos*，1965年）所载，应是雅典人希庇亚斯。马伦是引用希罗多德《历史》的记载而得出这个结论的，出处是卷六第107段，引文如下 [1]。

> 他（希庇亚斯）作为波斯人的向导，首先将从爱里特里亚捉住的那些俘虏押送到属

1　译者注：译文摘自徐松岩《历史（详注修订本）》，上海人民出版社，2018年。书中"希庇亚斯"作"希皮亚斯"。又，商务印书馆王以铸译本（2011年）作"希庇亚斯"。对比两者译文后，徐译本译文更通顺，但王译本的人名较符合一直以来的希腊人名用字，故保留。

于斯狄拉人的埃格列亚岛上去；之后，他引领着舰队在马拉松附近抛锚停泊，异族人的士兵排列起来，整队登陆。恰好在这个时候，他打起了喷嚏，同时也咳嗽起来，而且从来没有咳得这么厉害。如今希庇亚斯年事已高，牙齿大都有些松动了，猛烈咳嗽的时候居然恰好把脱落的牙齿喷了出来。

这件事发生在祭祀阿波罗神的卡尼奥斯月中，换算成现代历法应是8月下旬到9月上旬之间。马伦推测，引起希庇亚斯打喷嚏的，正是处于花期的向日葵花粉。向日葵虽然是虫媒花，但花粉的确会飞散一定范围。在花农群体之中，有人对花粉很敏感，花粉症可以说是他们的职业病了。

回到《历史》的这段记载，那时候的希庇亚斯已近古稀之年了，作为花粉症患者来说年龄似乎也太大了点，而且他在这件事之后没多久就去世了。马伦说他是花粉症患者，但我觉得够得上因果关系的证据太少，没法下定论。也就是说，雅典人希庇亚斯是世界上第一个花粉症患者只不过是推测罢了，并没有足够的证据证明。我倒是觉得马伦敢写出这种不严谨的论文，他肯定没尝过花粉症的滋味。

《圣经》中记载的花粉症

位于耶路撒冷的哈达萨·希伯来医院有一位医生名叫茨威·罗赞（生卒年不详），他在1971年发表了一篇论文——《〈圣经〉及〈塔木德〉时代的鼻敏感》。文章整合了这两部文献中的零散记录，发现在《圣经》的时代已经存在鼻敏感了。正如罗赞所述，《圣经》中的确有橄榄树、枣椰树等能够引起花粉症的植物出现，但是他用作论据的《圣经》引文却有问题，无法据此判断究竟是不是鼻炎。例如，他引用了《列王纪下》第4章32～35节。

以利沙进了屋子，看呐，孩子死了，放在自己的床上。他进去，关上门，只有他们两个人，他就向耶和华祈祷。他上去伏在孩子身上，口对口，眼对眼，手对手。他伏在孩子身上，孩子的身体就渐渐暖和了。然后他下来，在屋里来回走了一趟，又上去伏在孩子身上。孩子打了七个喷嚏，眼睛就睁开了。

这段引文描写的是先知以利沙向上帝祈祷复活自己已经断气的孩子的场景，罗赞却将里面的打喷嚏看成是过敏性鼻炎的生理反应，这着实是有点过度解读了。

另一个有问题的论据是《诗篇》第115篇第6节的"有鼻却不能闻"一句。联系上下文，这句话要表达的是人类制造的偶像终究是死物，罗赞却说这是花粉症所引起的鼻塞，简直不知所谓。

窃以为，整部《圣经》中没有一句话能够视

之为对花粉症的描述。当然，这并不意味着《圣经》所处的那个年代没有花粉症，只能说《圣经》作者对花粉症不关心而已。

埃及艳后与古埃及医学

那么真正记载了花粉症的第一份史料是什么呢？

公元前800年前后成书的荷马史诗《奥德赛》中记载了埃及人是所有人中医术最高超的，"个个都是医生，所知的药理别地之人不可比争"[1]；公元前440年前后，希腊历史学家希罗多德到了埃及，视察了埃及医学所涵盖的方方面面，并将之记录下来；老普林尼也赞叹埃及医学的文字遗留；时人誉为神医的希腊医生希波克拉底、罗马医生盖伦都在法老阿蒙霍提普的神庙里学习过。毋庸置疑，

1　译者注：译文摘自陈中梅译《荷马史诗·奥德赛》第四卷（上海译文出版社，2016年）。

古埃及医学为后世医学的发展做出了莫大贡献。

1862 年，格奥尔格·莫里斯·埃伯斯在木乃伊的脚底发现了一份莎草纸文献。这份文献成书于公元前 1550 年前后，学界以发现者埃伯斯的名字将之命名为"埃伯斯莎草纸"[1]，其中有一段关于治疗呼吸困难的记载。

> 取石七颗，烘以火。择一，掺药些许，以新制器皿覆之。器上开孔，取芦苇一本插孔中，然后含之，吮吸烟气。

这里所说的呼吸困难，有可能指的是花粉过敏性哮喘，即这段引文或许是花粉过敏性哮喘对

1　译者注：这份文献英文作 The Ebers Papyrus，有"埃伯斯纸草文稿""埃伯斯古医籍""埃伯斯草纸书"等多个译名，今据上海中医药大学科技人文研究院的石舒尹、段逸山、王兴伊《古埃及医籍〈埃伯斯莎草纸〉考述》（《图书馆杂志》，2021 年第 12 期）译作"埃伯斯莎草纸"。

症疗法的最早记录。考虑到埃及艳后会用蜜蜡护发，用花粉混合蜂蜜护理皮肤，或许古埃及真的有人深受花粉症之苦也说不定。

亚述的枣椰树人工授粉

狄奥弗拉斯图（公元前 371—公元前 287 年）的《植物原理》和普林尼（公元 23—79 年）的《博物志》中明确记载亚述人会给枣椰树人工授粉。1922 年，加州大学的哈维·门罗·霍尔（1874—1932 年）正式报告了枣椰树的花粉能引起花粉症。由此可猜想，给枣椰树授粉的亚述人当中肯定有花粉症患者。

关于普林尼所写的记载，这里只引用相关部分[1]。

1　译者注：作者所引用部分出自大槻真一郎编《プリニウス博物誌：植物篇》（八坂书房，2009 年），具体页码不详。因普林尼《博物志》无中文版，故此据日文译出。

雄椰，叶子挺拔而茂盛，能够通过所散之气、向雌椰展示自身身姿、花粉三种方式令周遭雌椰受精。雄株若倒，雌株将会守节终身，再不结果实。念及它们在两性结合上理解如此独特，人们于是想出了人工授粉的方法，也就是取雄株花及软毛覆于雌株上，抑或只取雄株花粉沾染雌株。

日文版译者在给这段话做的脚注中提到，译文中的"花粉"在原文作"尘埃"，因为在当时还没有花粉的概念。脚注还表明真正注意到花粉与植物繁衍之间联系的是 10 世纪时的阿拉伯人，不过这个说法我并未找到文献支撑。

顺带一提，石山俊在《枣椰树》（ナツメヤシ，合著，临川书店，2013 年）一书中写道，《汉谟拉比法典》一共有 282 条法律，当中第 59～66 条都和枣椰树有关，尤其是第 64、65、66 条讲述了人工授粉的相关规定。在此，我只引用第64、65两条，译文如下¹。

第 64 条　倘自由民以果园交与种园者培植枣椰树，则种园者于其掌管该园期中，应以果园收入的三分之二交与园主，而自取三分之一。

第 65 条　倘种园者未将果园培植，而收入减少，则彼应照邻区之例交付果园之佃金。

阿尔伯特·奥姆斯特德《亚述史》（1923 年）载，公元前 885—公元前 860 年在位的亚述王——纳西尔帕二世建造的宫殿大门旁有一座祭坛，祭坛上的雕刻所描绘的正是枣椰树的授粉作业。奥姆斯特德写道："中央的神像有个大喙和下垂的红

1　译者注：译文摘自世界著名法典汉译丛书编委会《汉谟拉比法典》（法律出版社，2000 年，39 页）。

舌头，戴着挺拔的头冠，背后生翼，头如苍鹰，与随从的人类身穿同样的衣裳，腰带上插着匕首，右手高高举起花房，似要给枣椰树授粉，左手提着一个小小的篮筐。"

同一主题的雕像还有很多，虽有细微差别，但不变的是授粉神像必定要比枣椰树更高大，背后翅膀撑开，右手举起花房，左手提篮。建于公元前717年的萨艮王宫遗址也发现了壮丽的浮雕，上面的神像除了衣服不一样之外，依然有着相似的翅膀，举着枣椰花房为它人工授粉。

当然，对这些图像的解释各异。巴比伦文化专家里昂·罗格朗（1878—1963年）就认为这幅浮雕所描绘的应该是神话世界中的园丁在为君王保护先知树和幸运果。日本的冈山市立近东美术馆也收藏有一块鹰头有翼精灵像浮雕，诸位有机会的话请一定去参观一下。

日本最早的枣椰树

说句题外话，你知道日本也有一棵树龄超过150岁的枣椰树吗？这棵老枣椰树至今依然耸立在温泉胜地——热海的新富士屋酒店门前。据濑川弥太郎《观叶植物：椰子篇》（観葉植物：椰子篇，加岛书店，1964年）载，将枣椰树种子带到日本的人是安政六年（1859年）来日的英国首任驻日公使阿礼国爵士。

传说阿礼国是第一个登上富士山的外国人，他下山后投宿热海温泉消除疲劳时，将随身携带的应急食品枣椰分给民众，于是人们就将他给的枣椰种子种在了热海，悉心栽培。阿礼国在自己写的《大君之都》中并没有提到枣椰的事，但是提到了另一件令他印象深刻的事——爬完富士山后，爱犬托比不幸死亡，当地的热心民众帮他厚葬了托比［大君の都（中卷），岩波文库，1963年］。

或许阿礼国是怀着谢意将枣椰分给民众的吧。

总之，这棵枣椰树现在被静冈县政府定为"天然纪念物"，枣椰树的不远处是托比的墓，墓的旁边是热海银座。我在带研究生时，每年都会带学生到这家酒店住个几天，大家一边观赏着阿礼国枣椰树，一边开小组研讨会。

再多言一句。1971年，静冈大学的上野实朗教授得知这棵枣椰树是雌树，如果按濑川弥太郎所载的种植年份起算，这棵树在那时已经是111岁高龄的"老奶奶"了。于是，他从伊拉克的巴士拉取来花粉，打算给这位老奶奶办个"跨国婚礼"。据闻"婚礼"当天，当地政府出动了云梯消防车给枣椰树授粉，最终结出了10个左右完整的果实。

上野先生在其大作《花粉学研究》（风间书房，1978年）中记录了一段某个喜欢植物的旧旅馆店主的话，猜想这棵枣椰树的种子或许其实是明治初期到访热海的某个意大利人和柠檬一起带过来的。但不管怎么样，这棵枣椰树的确是日本最早的枣椰树。

今天，这棵老枣椰树的旁边长出了一棵小枣椰树，高度大概是老枣椰树的一半。你可能会以为这棵小枣椰树是1971年那场"跨国婚姻"的结晶，但其实它在"婚礼"之前就已经出现在上野先生拍摄的照片里了，应该是由老枣椰树根处的分蘖长成的。

古代中国的传统

我们将目光转向中国文明。中国人相信传说人物神农"始尝百草，始有医药"。《神农本草经》书中曾提到一味叫"蒲黄"的中药，其实就是香蒲的花粉。我不由得猜想采集香蒲花粉的人当中就有花粉症患者。日本的《古事记》中"因幡的白兔"故事里也有蒲黄出场，或许日本最早的花粉症患者所患的就是香蒲花粉症。

再回到中国话题。中医古籍《黄帝内经·素问》中的第四篇《金匮真言论篇》就写道"春善病鼽衄"。中国传统医学称鼻炎为"鼻鼽"，出处正是《素问》。这句话也可以理解成是在讲季节性鼻炎，但是牵扯到花粉症似乎稍显跳跃了。

玫瑰伤寒：从古代到中世

"医学之父"希波克拉底

上一节我们谈到第一个花粉症患者时提到了雅典人希庇亚斯。事实上，在古希腊、古罗马时代，西方的医学的确高度发达。

希波克拉底（公元前460—公元前377年）生于希腊科斯岛，后世尊之为"医圣""医学之父"。他和花粉症的联系也很深，据说catarrh（卡他）、

asthma（哮喘）这些词都是他所创。catarrh 的原意是"向下滴流"，asthma 的原意是"风"。希波克拉底认为哮喘是因为存在于"空气、水、各地"之中的卡他（黏液质）过多，堵塞肺部所致。

我翻查希波克拉底的著作，发现他提到过易地疗法，但找不到有类似花粉症的记载。不过，考虑到英国发现花粉症时就将这种病划分为"卡他型"和"哮喘型"两类，想必希波克拉底的影响不会小。

现在我们知道过敏性鼻炎和哮喘关系匪浅，有报告指出，80% 的哮喘患者同时也是鼻炎患者，尤其是欧洲的花粉症大多是哮喘型的。世界上第一个记载哮喘发病机制的人是克劳迪亚斯·盖伦（又称"帕加玛的盖伦"，公元 129—200 年），他说，人的鼻腔通过气道与肺部相连，支气管的收窄、堵塞引起哮喘。

在欧洲，一个叫"全球过敏与哮喘欧洲联盟"

（Global Allergy and Asthma European Network）的医学组织活动频繁。这个医学组织首字母缩写为"GALEN"，正是"盖伦"的英文，为的就是纪念盖伦。盖伦的著作中倒是没发现能证明他已经认识到花粉症的只言片语，但是他的思想为伊斯兰世界所继承，为阿拉伯人发现玫瑰伤寒（玫瑰花粉症）提供了线索。

天才拉齐斯

波斯人拉齐斯（865—923 年）原名为阿布·巴克尔·穆罕默德·伊本·扎科里亚·拉齐，生于德黑兰，用阿拉伯语写下了大量医书。传说他在巴格达选了一个肉最难腐坏的地方，建起了一座医院。彼时离人们发现微生物还很远，拉齐斯能够发现疾病与腐坏的共同点，确实堪称天才。他既是化学家，也是医学家。在化学层面，他发现了酒精，发明了制备硫酸的方法。在医学层面，他区分了麻疹和天花，又发现瞳孔直径会随着光照强度而变化。他学习了希波克拉底和盖伦的医学理论，基本上继承了四体液说（以血液、黏液、黄胆汁、黑胆汁的平衡状态判断人体健康状况的学说）。

拉齐斯是世界上第一个论述玫瑰伤寒（玫瑰花粉症），即现代所谓季节性过敏性鼻炎的人。他的论文集《嗅觉》中，有一篇论文题为"论为何阿布·萨义德·巴尔基在春天闻到玫瑰香气后就会患鼻炎"。

文章基于四体液说，认为玫瑰伤寒的原因是卡他从头部掉落到了鼻部。拉齐斯主张放血疗法，似乎也是沿袭了希波克拉底和盖伦的学说。不过，从疗法来看，他似乎并没有意识到玫瑰伤寒与普通的感冒伤寒有什么不同，尽管他提到了要避免接触玫瑰，但并没有特别强调这点。他还提到了用玫瑰水漱口、用玫瑰精油按摩等顺势疗法（又译作同质疗法、同种疗法），属于现代所谓脱敏疗法的一种，不过效果应该不好。

即便如此，拉齐斯依然还是世界上第一个认识到过敏性鼻炎的医生。

诗歌里的玫瑰伤寒

1889 年，莫雷尔·麦肯基（1837—1892 年）的《干草热及突发性喷嚏的病因与治疗》第五版出版，增加了有关玫瑰伤寒的章节，搜集了中世纪的玫瑰伤寒病例报告。下边我们将引用数例。

1565 年，意大利裔法国医生利奥纳多·保塔罗（1530—1571 年）在《导读注解》（*Comentarioli dual*）中介绍了因接触玫瑰所致的头痛、喷嚏、鼻瘙痒病例，于是将之命名为"玫瑰伤寒"并写道："有时候，沁人心脾的芳香对某些人群来说却并非如此。我就认识好几个壮汉一闻到玫瑰的香气就会有过敏反应——头痛、喷嚏、鼻孔瘙痒难忍，得挨个两天才见好。"

1673 年，德国药学博士约翰·尼古拉斯·宾尼格尔（生卒年不详）提到，巴塞尔大学药学教授法尔基辛之妻乌苏拉夫人，在每年玫瑰开花时节都会伤风感冒好几个星期。另一位德国医生萨缪尔·勒德琉斯（1644—1717 年）记录了一位古伦堡商人的病症，这个商人每次闻到玫瑰香气，眼睛马上就会瘙痒、发炎，流泪和头痛症状持续数日不止。

日内瓦医生贡斯当（1645—1732 年）详细记录了自己的病情。他自述到，整整 13 年间，每到玫瑰时节，自己都要被伤风感冒折磨一番，随着季节过去，症状也自然消失。一开始，贡斯当以为自己是热感冒，然而 1685 年的夏天是酷暑，毛毛虫大量繁殖，玫瑰被啃食一空，这一年却没有出现往年的感冒症状。但是，他也就那么一瞬间觉得不对劲，等到季节过后，又去摘了开花的玫瑰，于是症状马上出现了，他这才知道是玫瑰释出了某种类似小刺的物质，被吸入后刺激了鼻部，让鼻子分泌黏液。他将这种病症命名为"玫瑰香气所引起的伤风感冒"。

根据瑞典人约翰尼斯·赫勒努斯（1612—1675 年）的记载，曾任教皇国海军提督的枢机主教——奥利维耶罗·卡拉法（密涅瓦圣母堂卡拉法礼拜堂的建立者）也是玫瑰伤寒患者。卡拉法受不了玫瑰的气味，每年的玫瑰花开时节都要将自己关在房间里，让卫兵把守在大门外，查验每一位来客有否带花。

不过，尽管古代和中世纪的人们视花粉症为疑难杂症，但并不认为它是恶疾。本章的最后，我想以哈吉姆·沙布勒亚·加兹纳维的诗歌（1184年）收尾。这首优美的诗大力歌颂了玫瑰伤寒，原文是阿拉伯语，今据英语译本译出。

当晨曦以魔法的手臂

卷起了黎明前那浅灰色的天鹅绒绒毯

星辰便离开了王座

太阳冉冉升起，云缝中透出日光

如同缓缓抽出的短剑

在自己的地盘上发起一场高贵的决斗

最适合玫瑰花的

正是那伤寒的喷嚏

第 3 章
英国维多利亚王朝的贵族病

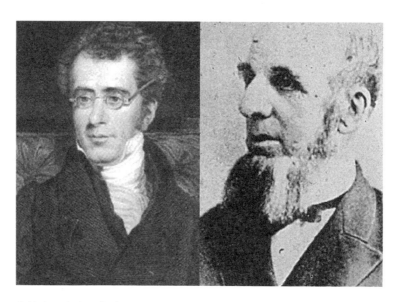

花粉症研究的两位先驱——博斯托克（左）和布莱克利（右）

世界第一篇花粉症论文

备受嘲笑的"新文明病"

1819 年，正值大英帝国的鼎盛时期——维多利亚王朝（1837—1901 年）。这一年，花粉症以"夏季卡他"的名称进入了研究者的视线。彼时，在伦敦等大城市里，黑死病、霍乱、痢疾等传染病正大肆收割人命。除此之外，医生们还要对付结核、痛风、神经衰弱、失眠、癔症等疾病。这些疾病都属于俗称的"都市文明病"。

花粉症在新文明病当中算是个异端。别的文明病都是重病、急病，就花粉症不是。人们挪揄道："晕船和患花粉症的人，十有八九得到的不是他人的同情，而是嘲笑。"只要下船，晕船就自然会好，花粉症也一样，只要花期过去就一点事都没有了。另外，花粉症患者不能到户外和阳光玩游戏，不能呼吸户外的空气，只能够涕泗横流地关在小屋子里，就好比晕船的人在别人吹着海风享受航海旅途时，自己只能一个人躲在船舱里吐得七荤八素一样。就因为花粉症不会出人命，也不会传染，所以即使患者本人十分痛苦，医学界也对此不上心，迟迟都没有新的研究成果。

下决心揭示夏季卡他病因的，是一帮自己就是花粉症患者的医生。19世纪70年代，医学界终于确认了夏季卡他的罪魁祸首就是花粉。自此，花粉症再也不是疑难杂症，反而一跃变成只有社会地位较高、受过教育的盎格鲁-撒克逊人才能得的贵族病，成了某种贵族身份的象征，真的有种"朝为田舍郎，暮登天子堂"的意味。

后来，牧草花粉症成为英格兰的大众病。接着，美国豚草花粉症大有后来居上之势。又过了一个世纪，日本的杉树花粉症崭露头角，风头正劲。这三者构成了世界花粉症的三足鼎立局面。

本章将叙述在工业革命的背景下，区区花粉症如何成长为足以反映维多利亚王朝状况的文明病。当中，我们不得不提到约翰·博斯托克（1773—1846 年）和查尔斯·哈里森·布莱克利（1820—1900 年）这两位伟大的学者。

花粉症首次登台医学会

1819 年 3 月 16 日，约翰·博斯托克在伦敦内外科学会上讲述了自 8 岁以来一直折磨自己的病情。伦敦内外科学会成立于 1805 年，是英国历史最悠久的医学会之一，发明牛痘接种法的爱德华·詹纳、提出进化论的查尔斯·达尔文，以及探究微生物与腐坏、疾病间联系的路易·巴斯德都是名誉会员。博斯托克在会上发表了题为"关于我自身眼睛与胸部的周期性症状"的演讲，是花粉症学术论文的开山之作。博斯托克认为这种病由夏季的暑热天气引起，于是将之命名为"夏季卡他"。

1773 年，博斯托克在利物浦出生。他 12 岁开始学习药学，在伦敦综合药房工作。之后，他在伦敦学习解剖学，在爱丁堡学习化学，并于 25 岁时取得了爱丁堡大学医学博士学位。学成之后，他继承父业当了医生，在皇家利物浦诊所（今皇家利物浦大学医院）工作了 20 年。1817 年，博斯托克搬到了伦敦，在盖伊医院教授化学，撰写了教材《基础生理学》（1923 年）。后来，他担任皇家学会副会长。就我所知，博斯托克的这场经典讲座没有讲稿译文，因此接下来我将不避冗长，尝试翻译前半部分以飨读者。

博斯托克的讲座之一

本人约翰·博斯托克，现年 46 岁，身形瘦削，性格柔弱，运动能力一般，有痛风的迹象，或许因为这样，肠胃有点小问题，但无论从遗传角度还是体质角度来说，我都算不上孱弱。然而，每年6月上旬或中旬，我都会不同程度地出现以下症状。一开始是两边眼睑边缘，尤其是内侧眼角处有发热感，出现肿胀，然后扩散至整个眼球。刚开始出现症状时，眼睛只是轻微发红和流泪而已，但是症状会日渐加重，伴随着剧烈的瘙痒和疼痛，就像眼球的某个地方被针扎一样。同时，双眼重度发炎，带大量黏液分泌。这些症状从6月第二个星期一直到7月中旬，会不定期地突然出现。在这期间，我的眼睛没几天是正常的。可惜的是，由于这个病情不是一天发作个两三次，每次持续一两个小时那种，我没办法清楚明白地描述它发作时的剧烈程度。虽然我没法百分百肯定，但我猜测八成是某种外因引起的。我觉得最有可能的是湿热天气，其次是耀眼的阳光、尘埃或者其他能够刺激眼睛的物质。除此之外，引起气温上升的各种情况也应考虑在内。剧烈的炎症和黏液分泌持续一段时间之后，疼痛和红肿会渐渐消退，但一般情况下，每到正午时分，还是会有不适感。

眼睛的这种状态持续 1 周到 10 天之后，会出现头重感觉，尤其是前额部位较为严重。接着，鼻子会变得敏感，会突然之间连续打喷嚏，同时伴随着胸闷、呼吸困难、喉咙和气管也变得敏感等症状。所谓的胸闷不是胸痛，而是类似身体没有足够的空间让你呼吸足够的空气那种感觉。声音变得嘶哑，没办法大声说话。除了这一系列症状之外，还有长期的精神萎靡、倦怠、乏力、食欲不振、消瘦、失眠等，时见盗汗、四肢发冷。脉搏会变急促，正常是 80 次 / 分，发作期间接近 100 次 / 分，稍微活动一下甚至还能飙升至 120 次/分甚至更高。

在讲座的后半部分，博斯托克讲述了自己尝试过的疗法。

我试过局部放血、泻药、发泡药、断食、树皮等滋补药、生铁、阿片、水银制剂、冷水浴等各种疗法，也滴过各种眼药水，没有一种有明确而持续的效果。

博斯托克的讲座之二

九年之后，即 1828 年 4 月 22 日，博斯托克在伦敦内外科学会上再次发言，这次的题目是"论夏季卡他"，介绍了第一次讲座之后他接诊的 28 个病例，内容大致如下。

（1）初发期始于流泪和喷嚏，年纪较大者伴随胸闷。

（2）8岁以下儿童和老年人反而不容易出现症状。

（3）只有中上层的贵族阶级罹患，没有贫民患者。

（4）坊间传言这种病是新鲜干草的气味引起的，人们称之为"干草热"（hay fever）。

日本在明治维新时期将"hay fever"译作"枯草热"，但其实这个病与枯草菌没有任何关系，故本书中如无特别说明，均译作"干草热"以示严谨。博斯托克也承认，比起"夏季卡他"，"干草热"这个病名更加脍炙人口。

两场讲座相隔九年，然而这九年时间里，医学界几乎对夏季卡他毫不关心，只有一篇持反对观点的论文发表，并且这篇论文还将花粉症与普通感冒混为一谈。第二场讲座之后，欧洲医学界终于开始关注这个病。原因除了这9年间夏季卡他的患者例数增加之外，更重要的是这个病成为贵族病。

众说纷纭的病因

博斯托克认为夏季卡他的病因是暑热的天气而非牧草或干草。他在第二场讲座中阐述了理由：①1826年，他去了塞尼特岛，当地牧草稀少，而且当年夏季酷暑，就连这本来就少的牧草都枯萎殆尽，然而当地还是出现了病例；②1827年夏天，他去了牧草茂盛的裘园，这一年的夏天较为凉爽，没有病例；③坊间传闻病因是干草的气味，可是吸入干草气味与暴露于酷暑之下，两者基本同时发生。

1829年，苏格兰外科医生威廉·高顿提出夏季卡他的病因是牧草的花香，尤其是黄花茅

（*Anthoxanthum odoratum*）。高顿还提到如果患者能关在一个门窗紧闭的房间里，症状就会减轻。

1830 年，伦敦的约翰·埃利奥特森在圣托马斯医院附属医科学校做了一场学术讲座，认为夏季卡他的主要病因是植物花香，而且指出底层人员也会罹患，只不过经常被误诊为普通感冒而已。埃利奥特森反驳了博斯托克用以证明病因是暑热天气的论据，理由有二：① 1826 年的塞尼特岛虽然没有牧草，但是一旦起风，还是会有花香被吹到当地；② 1827 年的裘园虽然牧草茂盛，但那时候的牧草还没开花，自然不会有症状。

此外，由于夏季卡他只在特定时期出现，所以有人将之视为间歇热的一种，或是荨麻疹的近亲。也有人认为这是受教育人群罹患的某种神经衰弱，抑或体质特殊的人才会得的眼睛、鼻部黏膜炎。总之众说纷纭，莫衷一是。

典型的德国学者休布斯

这一节我们将讲述给花粉症研究领域带来极大影响的一个人——德国人菲利普·休布斯（1804—1880 年）。休布斯出生于拿破仑战争的主战场——普鲁士费里德兰，在柏林接受了中等教育。1827 年，获医学博士学位，又辗转乌兹堡、巴黎、斯特拉斯堡继续深造。1831 年，供职于柏林夏里特医学院，出任新开解剖学课程的首名教授。当时，肆虐欧洲的霍乱正在逼近柏林，社会迫切需要利用解剖学知识找出病因。当时的三年以前，音乐家贝多芬去世，其遗体被解剖。由此可见，解剖学在当时是一门显学。

1843 年，休布斯调任到吉森大学任药学院作教授，想要编纂一部欧洲通行的权威药典。1865 年，休布斯提早退休，在这前不久，他才开始研究干草热，并于 1863 年出版了著作《论又名干草热、干草哮喘的典型夏季卡他》。

休布斯除了治病救人之外，还笔耕不辍。值得一提的是，1859 年他陆续在欧洲大陆、英国、美国的各种医学杂志上撰写文章，一边科普干草热的知识，一边打探最新的病例信息。他通过派发调查问卷的方式搜集数据，以统计学方式整理。这是一个划时代的做法。巧合的是，就在 1 年前（1858 年），弗洛伦斯·南丁格尔（1820—1910 年）写成了《关于影响英国军队健康、效率和医院管理事项的说明》，首开医疗统计学方法。由此看来，休布斯可谓是与南丁格尔同期的先驱之一。

休布斯的问卷由以下七个部分组成。

(1) 干草热的地理分布。

(2) 干草热的民族分布，即在干草热流行的国家里，干草热对本国居民和外国居民的影响有何差异。

(3) 性别是否会影响干草热的易患程度。

(4) 社会地位、教育程度如何影响罹患干草热的难度，工人阶级是否会频繁出现干草热症状。

(5) 是否存在一眼就能分别出的干草热易患体质，是否有可能不论在任何时间或季节都能避免罹患干草热。

(6) 在同一个家庭之内，改变上述一项或多项条件，是否还会存在干草热患者。

(7) 干草热患者是否一定在每年的固定时期发病，是否一年内多次发病。

众多学者对休布斯利用统计学方法的跨国信息搜集工作赞不绝口。在休布斯的结论中，盎格鲁－萨克逊人是最容易罹患干草热的，而这一观点几成定论。不过也有人对此提出质疑，说休布斯的数据欠缺说服力，因为购买了带有休布斯的调查问卷的医学杂志，并将调查问卷寄回去的医生绝大部分是盎格鲁－萨克逊族人；其次，非盎格鲁－萨克逊族人没有多少人有经济实力经常去看医生。但是，这些质疑的声音很快就被淹没了，干草热成为"天选之民"的象征。

休布斯认为引起干草热的因素有三种，即发病因素、恶化因素、其他症状的诱发因素。他写道："可知，'夏季最初的暑热'这个因素要比所有的草本香气加起来更强大。我认为是天气在夏季变得暑热引起了症状。症状什么时候出现取决于那年什么时候变热。"

休布斯利用调查问卷从多个角度展开了调查，但是最终发现花粉才是夏季卡他发病的必要条件的，是查尔斯·哈里森·布莱克利。

"花粉症研究之父"布莱克利

实验揭开的"黑幕"

1820年4月5日，布莱克利出生于兰开夏郡博尔顿市。3岁半时，父亲逝世，一家人搬到了曼城，母亲再嫁。孩童时代的布莱克利在一家叫 Bradshaw & Blacklock 的印刷公司当学徒。夏洛克·福尔摩斯经常查阅的《布拉德肖铁路指南》就是这家公司的手笔。

学成之后，布莱克利在曼城开了自己的印刷公司。白天他忙公司事务，晚上上夜校，学习了化学、植物学、物理学、显微镜学和希腊语，据说他还在今天的曼彻斯特大学科学技术研究所和英国皇家研究院学习过。这两家学术机构在英国赫赫有名，创立原子论的约翰·道尔顿（1766—1844年）和热力学祖师爷詹姆斯·普雷斯科特·焦耳（1818—1889 年）都在那里执教过。

　　布莱克利最感兴趣的是瑞典科学家琼斯·雅可比·贝采里乌斯（1779—1848 年）提出的催化理论。贝采里乌斯发现只需要少量的催化剂就能引起剧烈的化学反应，布莱克利于是猜想夏季卡他会不会就是细微的花粉催化引起的——一个世纪大发现的突破口就这样被找到了。其后，布莱克利又将目光投向了顺势疗法，让患者服下极低浓度的致病物质来治疗疾病。

　　布莱克利生活的 19 世纪后半叶是一个揭秘自然的时代，人们发现了世界是由原子、分子等微粒构成的；生物活动要靠肉眼看不见的细胞反应支撑；啤酒、酸奶发酵的原因是只占含量一小部分的酶；少量的催化剂就能够加快生成光和热的化学反应速率；疾病和腐坏是由肉眼不可见的微生物引起的……

　　1855 年，布莱克利娶妻，离开了商界，进军医学界。他花了3年时间在曼城松树街医科学校就读，通过了皇家外科医师学会考试，在曼城郊外的休姆村开了一家诊所。而这个村庄正是他开展夏季卡他实证研究的舞台。

1859年，布莱克利偶然间碰到了小孩子乱放的花瓶中一扎已经干枯了的草束。那天明明不是夏天，布莱克利却马上打起了喷嚏。他这才发现花粉才是夏季卡他的罪魁祸首。1873年，布莱克利将自己的研究成果汇总成《关于夏季卡他（又名干草热、干草哮喘）的性质及病因的实证研究》出版。翌年，取得布鲁塞尔大学医学博士学位。

布莱克利宣称自己的研究是"实证研究"，因为他觉得休布斯的统计学方法可信度有限。不过，布莱克利并没有否认休布斯成果的伟大，反而十分赞赏地写道："多亏了休布斯博士搜集了当时能找到的干草热相关事项汇总到一处，严谨细致地探究干草热的成因。在处理这些不为人所注意的小事情的过程中，体现了他典型的德国风格。"

莽夫实验

布莱克利做事一往无前，不计后果。他以自己的身体为实验对象，先从以下五个方面展开事实验证。

(1) 花粉是否能引起夏季卡他症状？

(2) 是否所有的花粉都有如此特点，抑或只是其中一种或几种花粉才有？如果是后者，那是哪几种花粉？

(3) 初夏发病的夏季卡他，致病花粉是哪种？

(4) 是否只有新鲜花粉才会引起症状？干燥花粉可不可以？

(5) 是花粉中的何种物质引起发病？

布莱克利采集了80多种植物花粉，制作成原样、干粉、提取液等多种样式，涂抹在自己的鼻孔、软腭部，滴在眼结膜上，擦拭在抓挠过的皮肤上（日后此法被命名为皮肤划痕试验法）。

布莱克利通过身体症状马上知道了牧草花粉的影响是最大的。他还发现花粉引起症状的能力与大小无关，与构成花粉外壁的非水溶性油脂含量成反比例关系，而且即使将花粉放到水里煮沸也依然能致病。布莱克利推测，致病的物质或为花粉中的某种含氮化合物。

我们来看一下他这一连串实验有多莽撞。先是滴眼实验，"眼睛有灼烧感，头晕目眩，剧痛，眼部水肿"；然后是皮肤划痕实验，"用创可贴把花粉固定在划出的伤口上，立刻就起了荨麻疹般的条状风团"。

用以证明其他物质不是夏季卡他病因的实验也是莽撞至极。他用本生灯加热安息香酸（黄花茅花香的主要成分）使之挥发，直接吸入；在室内蒸发零陵香豆的酊剂，制造香豆素（新鲜干草香气的主要成分）充盈室内的空气环境，然后让身体暴露其中；用禾秆培育出毛壳菌和青霉素（禾秆是新鲜干草的原料，这两种物质都是禾秆在自然反应条件下排放到空气中的物质），然后直接吸入；用高锰酸钾与硫酸反应，生成臭氧，然后吸入（当时人们认为牧草在太阳光照射下会生成臭氧）。然后确认了夏季卡他有多种症状。他在著述中写道，在毛壳菌吸入实验中，出现了恶心干呕、晕眩症状；在青霉素吸入实验中出现了声音嘶哑甚至失声症状。

测量空气中的花粉含量

布莱克利接下来打算挑战测量空气中飘浮的花粉量。1866—1869 年这三年，他重复了多次实验。他在甘油中滴入少许酚红，取液涂抹在载玻片上，然后放到显微镜下观察沾上的花粉，最终得出结论——空气中花粉含量受降雨、气温变化影响，其含量多寡与症状强弱呈正相关。布莱克利自己要是 24 小时内沾附的花粉数超过 10 颗，就会出现花粉症的症状。

布莱克利观察到即使离牧草地数英里远或者身处城市下风口，依然会发病，他觉得有点不可思议，于是打算比较一下漂浮在高空和飞散在地面的花粉含量。他没有爬到山上去测量，也没有放气球，而是放风筝——达尔文大夸这个实验真是只有天才才能想出来。

布莱克利放飞的风筝大小约 6 英尺 ×3 英尺（约 180 厘米 ×90 厘米），主心骨两边的肩骨呈半圆形，粘贴的纸张涂了亚麻籽油和清漆防水，然后在风筝上绑上载玻片放飞，测得 100～400 英尺（30～120 米）高空的漂浮花粉量是地面的 10～15倍。这个实验从 1868 到 1871 年一共做了 8 次以上，虽然花粉量数值会有变动，但每次测得的高空花粉量一定是地面的 10 倍以上。约 120 年前，本杰明·富兰克林（1706—1790 年）也是通过放风筝证明了打雷是一种放电现象。

达尔文致布莱克利的信

在当时布莱克利还是一个默默无闻的乡村医生，是查尔斯·达尔文认识到了他的著作的价值。此前，施普伦格尔埋首于植物观察，揭开了植物受精之谜，也是达尔文将之介绍给普罗大众。我很敬佩达尔文不管对人还是自然，都保持着敏锐的眼光，能够一眼看出价值所在。现存有达尔文亲自写给布莱克利的一封长信，长达 7 页，我想在此翻译出来。看了这封信，我仿佛感觉达尔文当时在读了布莱克利的著作后兴奋不已，不待读完便拿起笔来写信了。

7月5日

我读了阁下的著作大约三分之二的篇幅，不忍释卷。花粉竟然有能力刺激皮肤和黏膜，这着实让我吃惊。我在想，如果用高于沸点的温度烘干，抑或利用化学物质来使之灭活，结果又会是怎样呢？说起来，我写这封信的目的，是为了告诉阁下一件事，而这件事阁下似乎还不知道。那就是植物按照花粉能分为两大类，一种是黏着型花粉植物，另一种是非黏着型花粉植物。

前者通过昆虫授粉，故又称为"虫媒植物"；后者通过风授粉，故德尔皮诺将之命名为"风媒植物"。人们在割草风干时或许会扬起一部分虫媒花粉，但在一般的自然环境下，这种情况是不会发生的。另外，风媒植物的花粉向四面八方飘散，几乎不会留在原地。阁下所列举的禾本科、莎草科、尾状花序植物、荨麻科，乃至蓼科、车前科植物，全部都是风媒植物。针叶树也是完全的风媒植物，奥地利蒂罗尔地区的湖面时常被枞树花粉覆盖。

性急之下，匆匆着笔，冀望一观。
祝好

查尔斯·达尔文

我向巴顿·桑德森博士推荐了阁下的著作，他读了之后非常感兴趣。

补笔：我又接着读了一部分。阁下做的高空调查简直是天才般的构思，我从心底里佩服。我注意到了一些细枝末节，想添笔一二。

148页：我在沿美国海岸航行时，在船头甲板看到过船员把大量的花粉扫到一个桶里，但是具体详情恕我无法告知。

152 页：我认为花粉经花粉管向牧草那长着毛的柱头释放出内容物之后就成了一具空壳，大风一吹就会随风飘散。

157 页：荞麦是虫媒植物，雌雄同花，授粉完不完全就取决于蜜蜂。即使刮风，荞麦的花粉也几乎甚至完全不动如山。

再补笔：莉莉，一名优秀的观察员，在《关于密苏里州害虫的第五次年度报告》中写道，圣路易斯附近的地面被海量针叶树花粉覆盖，看起来就像撒了一层硫黄。可以肯定这些花粉是从 400 英里外的枞树林里飘过来的。

此致

　敬礼

不难想象，布莱克利收到同期人达尔文这封

饱含赞美和热忱的书信，内心肯定大受鼓舞。他在著作的第二版中就加上了达尔文的点评并加以解说。

"贵族病"的解释

夏季卡他伴随着工业革命一同出现，多发于牧师、医生群体，反而罕见于沾满干草的农民群体。对于这一奇妙现象，布莱克利作如下解释。

随着工业革命的出现，知识阶层经年累月地接受系统性职业训练，埋首于书山文海中，导致神经强度减退，易感花粉。夏季卡他就是在这样的背景下产生的一种神经疾病。此外，农业革命之后，耕地和牧草的栽种面积增长扩大也是致病花粉增加的其中一个原因。而农民群体由于平日里就一直和花粉打交道，已经适应了，也就对此免疫。

布莱克利在做这番解释时用了"免疫"（immunity）这个词，但这里所指的并非日后所说的抗原、抗体反应下的免疫机制，只是沿袭了一直以来的惯用说法，用以描述患过一次病的患者痊愈后就不会再患第二次而已。

在此我想补充一下布莱克利的解释。在博斯托克开讲座的19世纪20年代，人们认为夏季卡他和中世纪的玫瑰花粉症一样，是特殊体质的人才会患的罕见病。但是，布莱克利出版《关于夏季卡他（又名干草热、干草哮喘）的性质及病因的实证研究》时，已经有大量的人，特别是社会上流阶层患上了花粉症。原因有很多，例如英格兰的人口从1820年的150万人陡增到1880年的300万，增长了1倍；1802—1844年，就有2000多片土地被"圈"，英格兰约四分之一的耕地被圈后改成了牧场；19世纪20年代，通过暗渠排水技术，荒地、湿地得到开垦，到了19世纪后半叶，农地和牧场的面积飞速扩大；1848年，英国废除《谷物法》，转而从乌克兰进口廉价小麦，导致

1850—1880 年，意大利黑麦草的栽种面积超过了小麦，但同时意大利黑麦草更容易诱发花粉症等。

井上荣先生在名著《文明与过敏性疾病》（文明とアレルギー病，讲谈社，1992 年）中写道，"英国人为了造军舰不惜大量砍伐树林开垦成牧场，导致花粉症蔓延"。但是，森林的衰退主要发生在 18 世纪后半叶，花粉症在 19 世纪后半叶才逐渐蔓延，说英国人是为了造军舰才导致花粉症蔓延似乎欠妥。况且布莱克利也从来没提及过英国为了造军舰而砍伐树林。

维多利亚王朝后期，英国境内大部分地区都铺设了上下水道，卫生环境得到改善，传染病、寄生虫病大大减少。此外，富裕阶层得以吃上更多的牛羊肉、牛奶、芝士，能提升免疫力的优质蛋白质摄入量增加等因素也是花粉症患者增多的导火索。

花粉症成为一种荣誉

作为身份象征的花粉症

曾经，花粉症和晕船被人们以轻蔑的眼光看待，但在布莱克利身处的那个时代，花粉症反倒变成了贵族阶级的身份象征。相关例子不胜枚举，在此我们试举数例。

1887 年，出生于苏格兰的伦敦医院临床病医学名誉教授安德烈·克拉克爵士（1826—1893 年）在西伦敦内外科学会上公开说："花粉症选择了男人而非女人，选择了知识分子而非文盲，选择了绅士而非粗人，选择了达官显贵而非坊间小丑，选择了城市而非乡下……还选择了盎格鲁－萨克逊民族——至少是英语民族。"

费城大学教授、内分泌领域专家查尔斯·萨茹（1852—1929 年）在《喉鼻疾病讲义》（1890 年）

中主张："英美人之所以是花粉症的主要患者人群，是因为这两个伟大的民族都喜欢饮茶。"

英国耳鼻喉科权威莫雷尔·麦肯基在其著作《干草热及突发性喷嚏的病因与治疗》（1889年第五版）中写道："英美人几乎是唯一会罹患花粉症的民族。挪威、瑞典、丹麦等北欧国家没有花粉症患者，法国、德国、俄罗斯、意大利、西班牙的花粉症病例极少。即使在亚洲和非洲，也只有英国人会得花粉症。在英国境内，南方的患者比北方多，而美洲则几乎整个洲都有病例。"在该书初版中，麦肯基认为"按理来说，澳大利亚和新西兰应该也有花粉症患者，但我没有找到相关的报告"。然而没过多久，他就收到了新西兰出现女性花粉症病例的信息，于是在再版时做了修订。

爱丁堡皇家医院耳鼻喉科专家彼得·马克布莱德（1854—1946年）在1888年发表了论文《论花粉症及相关体质》，认为"脑力劳动的年轻男性和神经衰弱的年轻女性易患花粉症"。

优生学假想的诱惑

美国神经学专家乔治·米勒·比尔德（1839—1883年）认为易患花粉症的典型体质特征包括"纤细柔顺的头发、娇嫩的肌肤、深邃的脸孔、小骨架、肌肉力量弱、聪明、积极进取但又情绪化的性格"，又说花粉症病例"相较于粗野、出身低微、教育程度低的人，多见于在文明社会中受过训练、有教养的人……脑力劳动者多于体力劳动者，城市多于乡下，课桌、讲台、会计师事务所多于商店、农场"。前文中，我们提到德国人休布斯认为北美的干草热病例较少，比尔德对此表示反对，说："现在美国的干草热患者要比英格兰多多了……差不多得有2.5万～5万人。"

他在写作中大量引用"优生学"一词的发明者高尔顿所写的《遗传的天才》（1869年）和达尔

文《人类和动物的表情》（1872 年），表明他对优生学和进化论颇为关注。第 5 章中我们将会讲述将花粉症视为文明病，尝试以优生学理论去解释的做法。这不是盎格鲁－萨克逊民族的专利，日本也有同道之人。

花粉症是种神经衰弱吗

中世纪时期，人们认为玫瑰伤寒是疑难杂症，只有体质特殊的人才会对玫瑰花过敏。到了英国维多利亚王朝时期，布莱克利认为当时流行的牧草花粉症是在城市从事高强度脑力劳动的上流精英罹患的一种神经疾病。前面我们提到的美国神经学专家比尔德向社会普及了"神经衰弱"这个词，他在《美国的神经疾病》（1881 年）中提出，对气候变化、食物、药物等刺激性物质过度反应的神经过敏体质是因为现代文明而产生的。

蒸汽机器、电信、期刊等高速发展的技术，没有任何节奏感和旋律可言的噪音，商业的繁荣，与日俱增的新发现，家庭问题，金钱纠纷，自由意识在市民、宗教、社会各层面的普及，剧烈变化的气候，以及以美国北部、东部地区为甚的不断催逼受教育阶层、成功人士等"脑力劳动者"的环境，共同创造了神经过敏体质。这种过敏的神经，在夏季暑热天气的背景下，一旦受到尘埃、阳光、花粉等外部物质的刺激，就会引发病症。

莫雷尔·麦肯基也同意神经症状说，他这样写道（1889年）。

干草热（花粉症）之所以在最近呈蔓延之势，起因是在本世纪才出现的神经衰弱。毫无疑问，干草热是神经衰弱症最早期的症状。

随着文化、文明的进步，人们对声音、色彩、形状过于敏感，各种现代疾病相继出现。我敢肯定，到 21 或 22 世纪，人类会进化成类似神经束的纯知性体，恰似一个压缩了大量能量的南瓜，为情绪所左右，最终自爆。我们现在正在向着这个悲哀的全知时代发足狂奔。

比尔德尝试了多种花粉症治疗方案，包括神经衰弱治疗药物碘化钾、三氯乙醛、颠茄合剂、瓜拉纳果、咖啡因、电疗、钠硝石、奎宁、吗啡、阿片、唇萼薄荷、三氯甲烷、乌头、马钱子、砒霜等，没有一个有效。

松下祯二与病原菌说

布莱克利证明了花粉才是夏季卡他的主要病因，他提出，日后可以分析花粉中的化学成分，找到致病物质。可不巧的是，那段时间巴黎巴斯德研究所、柏林罗伯特·科赫传染病研究所接连发现了炭疽病、狂犬病、白喉、破伤风等疾病的病原体，夜以继日地研发出了疫苗和抗毒素。在这种背景之下，也难怪人们会误以为花粉症也是由鼻黏液中的微生物引起的——这就是所谓的花粉症病原菌说。

1867 年，普鲁士人亥姆霍兹取花粉症患者的鼻涕放到显微镜下观察，发现了弧菌。亥姆霍兹也得了花粉症，他给自己开了奎宁服用。他认为是鼻涕里的弧菌在夏季暑热天气之下较为活跃，所以引起了症状。亥姆霍兹的病原菌说为格奥尔·施提克等人所继承。

日本也有一位世界著名的花粉症病原菌说支持者松下祯二（1875—1932 年）。松下曾在普鲁士布雷斯劳大学（今波兰弗罗茨瓦夫大学）从事卫生学研究，后来回到日本，在京都大学任教，主讲微生物学，然后又当上了众议院议员。他也是日本第一个主张吸烟和接吻有害的人，他写的《卫生百话》（博文馆，1920年）是当时的畅销书。

1902年，松下向长崎医学专门学校研瑶会创办的《研瑶会杂志》投稿了《论枯草热之病因》（枯草熱ノ原因ニ就テ），又向《中外医事新报》投稿了《枯草热病因论之补充》（枯草熱ノ原因論追加）。前者篇幅长达25页，在正式见刊时没有刊登参考文献目录，但从行文来看，松下几乎已经通览了当时能够找到的所有文献了，文章对鼻黏液的细菌学检查结果解释得尤为详细。至于后者，是松下看了外尔在1901年汉堡举办的"第73届德国博物学与医学会"上的报告《论枯草热的病因系某种球菌而非花粉》之后，重复了外尔的实验从而写成的概论。在外尔的报告中，枯草热患者的鼻黏液里能观察到大量白色葡萄球菌，但在松下的实验中，链球菌的数量更多。松下下结论道，"我赞同外尔先生，对花粉说表示质疑"。

研制疫苗的尝试

德国医生阿尔弗雷德·沃尔夫·艾斯纳（1877—1948年）往花粉症患者的眼睛里滴入花粉溶液，观察他们眼睛的充血、肿胀、瘙痒等刺激性症状，在1904年提出了重度过敏论。"重度过敏"（anaphylaxis）这个词原是诺贝尔奖得主——法国生理学者夏尔·罗贝尔·里歇（1850—1935年）命名。彼时，里歇团队正在利用狗做海蜇毒素免疫实验，在第一剂毒素注射3~4周后，给狗注射第二剂毒素，结果狗休克死亡，于是团队将这个现象命名为"过敏反应"。

艾斯纳提出重度过敏论后，针对花粉症的疫苗和抗毒素研发工作也陆续开展。最先从事花粉免疫诱导研究的人是威廉·邓巴（1863—1922年）。他出生于明尼苏达，曾担任德国国立卫生研究所所长。他认为是某种黏附在花粉蛋白质上的毒素引发了症状，大胆地给自己和助手皮下注射花粉提取液，进行主动免疫诱导实验，结果将自己弄得呼吸困难，差点一命呜呼。

邓巴的记录显示，在前臂注射过敏原蛋白30分钟后，眼、鼻、口黏膜都出现了剧烈症状——胸痛、盗汗、咳痰、脉搏加速、声音沙哑；50分钟后，全身起荨麻疹；注射处肿胀5天才消退。因此，邓巴放弃了主动免疫，改为被动免疫诱导策略。

所谓的主动免疫，指的是异物入侵人体后，人体自发产生的免疫功能。而被动免疫则是指通过注射疫苗、花粉提取液、马血清等诱导人体产生主动免疫的物质，使人体获得免疫力。

邓巴研制出了含有花粉抗毒素的马血清制剂，取名"花粉清"（pollentin）上市销售。花粉清对欧洲花粉症患者有50%的症状缓解效果，但对美国的花粉症无效。后来出现了花粉清引起过敏反应的报告，被动免疫法也难以奏效。

约翰·弗里曼（1877—1962年）和利奥纳多·努恩（1878—1913年）再次挑战主动免疫法。两人都毕业于巴黎巴斯德研究所，在伦敦圣玛丽医院工作。他们发现注射极低浓度的花粉提取液能够缓解症状，于是提出了逐渐提高浓度，使人体慢慢适应的脱敏疗法，并发表在1911年《柳叶刀》某期杂志上。

同时，芝加哥拉什医科大学教授卡尔·科斯拉（1880—1925年）研发了供诊断和脱敏疗法使用的标准化花粉提取液，其浓度是邓巴所用的花粉提取液的十万分之一。而即使是这个浓度，安全率也只有83%，可见邓巴给自己打的花粉提取液浓度有多危险。遗憾的是，由于各人对不同种类的花粉敏感程度不同，每个地区过敏原植物的排列组合也太多，导致卡尔教授研制的提取液效果持续性差，适用性不广，最终未能形成广谱性的标准化花粉提取液。

上述一系列研制花粉抗毒素和疫苗的尝试加深了人们对重度过敏（anaphylaxis）和过敏（allergy）的理解，知道了两者都属于免疫反应，本质上没有区别。花粉症这才被视为一种免疫过敏性疾病。紧接着，人们又发现除了花粉之外，还有人会对灰尘、宠物、鸡蛋、鱼贝、金属、硅胶过敏，不禁怀疑人类才是出问题的那一方。

如此看来，花粉症等过敏性疾病的历史，与其说是医学史，倒不如说是环境史或者文明史的一部分。尤其是蕾切尔·卡森（1907—1964年）和塞隆·兰道夫（1906—1995年）的工作，让免疫学家和临床医生们达成了共识——过敏不是单纯的免疫系统缺陷，而是身体为了应对来自外部环境、生态系统的伤害而产生的防御反应。换言之，花粉症其实是一种极其正常的身体反应。坏的是花粉，而不是患上花粉症的患者，他们只是产生了一些正常反应而已。

第 4 章

豚草反攻美利坚

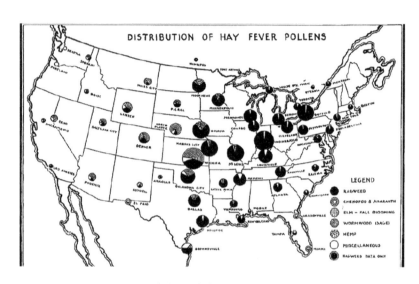

达拉姆绘《美国花粉地图》

圆的面积表示花粉量，扇形面积表示花粉的种类（如黑色表示豚草）

花粉症选择住在美国

英国喉科权威莫雷尔·麦肯基说："花粉症出生在英国，但选择住在美国。"而美国记者威廉·巴德（1878—1962年）则说："花粉症在今天已经是美国的专利了。花粉症在其他任何国家不会像在这一样，衍生出如此多的工作岗位、创造出了这么多的财富。"

另一方面，以《花粉粒》（1935年）、《花粉症植物》（1945年）两部著作闻名的植物学家罗杰·菲利普·伍德豪斯（1889—1978年）给人类敲响了警钟，指责花粉症蔓延要归罪于人类对自然的胡乱开发："花粉症是人类创造出来的疾病。人们过度开垦土地，破坏了植被，而大自然要恢复植被，会引起花粉症的杂草便以自然救星的身份走上了前线。"

本章将讲述美国的西部拓荒精神与豚草花粉

症之间奇妙的共生关系，讨论花粉症生意的崛起及今天依然持续着的豚草与人类的斗争。

莫利尔·韦曼医生与秋季卡他

在英国，花粉症一般在晒制干草的季节——夏季发作，所以又叫"夏季卡他"或"干草热"（hay fever）。但在美国，花粉症多发于秋季，所以莫利尔·韦曼医生（1812—1903 年）建议将之命名为"秋季卡他"。

韦曼的祖先可以追溯到 1640 年从英格兰渡海来到美国马萨诸塞湾殖民地的一对兄弟——弗朗西斯和约翰。今天美国姓"韦曼"的人几乎都可以追溯到这两人。莫利尔是弗朗西斯的第十三代子孙，父亲卢法斯·韦曼（1778—1842 年）也是一名医生，供职于麦克莱恩精神科医院。1877 年，莫利尔撰写了一本小册子《麦克莱恩精神科医院早期史》，称赞了父亲敢为人先的精神。

1812 年，莫利尔·韦曼出生于马萨诸塞州，长大后在哈佛大学攻读医学专业，于 1837 年获医学博士学位。博士毕业后的 50 余年间，他都在马萨诸塞州的剑桥市工作，因致力于禁止体罚女学生而为人所知。

莫利尔在 1833 年第一次患上秋季卡他。那年秋天，他在哈佛大学本科毕业。在这之后，每年的 8 月 20—24 日之间他都会发病。1866 年，麻省医学会在波士顿召开，莫利尔在会上报告了自己的症状。同年 6 月 2 日的《波士顿周刊》(Boston Journal) 刊载了摘要。

剑桥的韦曼博士报告了某种此前未见的卡他症或感冒，并命名为"秋季卡他"。我国每年都会暴发两种卡他。一种是夏季卡他，又名玫瑰伤寒、干草热、六月伤风，见于 5 月底 6 月初，持续 4～5 周。另一种是秋季卡他，从 8 月底持续到 9 月底。一开始会突然地不断打喷嚏，伴随着眼睛尤其是泪丘瘙痒、流泪、流涕不止。眼睛的瘙痒让人忍不住去揉。喷嚏、鼻涕、鼻塞来得快，去得也快，用不了几分钟就像没事一样。9 月的第二周，开始出现咳嗽症状，在干燥、灰尘多的天气会加重，在刮东风时会减轻。夜里症状会加重，偶尔并发哮喘症状。这个病在 9 月第 3 周开始好转，到 10 月初或霜降之时痊愈。

韦曼搜集了大量病例，发现美国之外的其他国家要么没有秋季卡他，有也只是轻微症状。例如，一位长达 21 年病史的女患者在 1866 年去了一趟欧洲，8 月 20 日从伯尔尼出发去巴黎，在 9 月 6 日从利物浦坐船回纽约。她在欧洲期间一点事都没有，但一到纽约就发病了。

美国国内有一处不受秋季卡他影响的圣地。

1853 年，一名 12 年重症病史的女性偶然间去了位于新罕布什尔州的白山，那年她没有发病。在这之后，她只要在白山都不会发病。调查发现，海拔 800 英尺（约 244 米）以上的丘陵地区没有秋季卡他病例，这意味着位于海拔约 1200 英尺（约 366 米）的白山上的格伦屋度假酒店是非常安全的。韦曼还注意到 9 月气温 36～40℉（2.2～4.4℃）等温线与 9 月秋季卡他症状好转的地区边界线高度重合，于是以此为基础绘制出了秋季卡他污染地图。

罪魁祸首是豚草吗

好几个患者都对韦曼说过豚草有问题，当中还有人提到连马都发病了。于是，1870 年 9 月上旬，他在位于剑桥市的自家庭院里扫了满满一箱覆满花粉的豚草，运到了白山上的格伦屋酒店，一直放到 9 月 23 日——一般这一天是症状消失的日子。然后，他打开了箱子，和儿子一起吸了一口豚草的气味，结果马上开始打喷嚏，鼻子、眼睛和喉咙发痒，鼻塞，上腭水肿，除了没有咳嗽之外，基本上秋季卡他的症状全出现了，一直到第二天下午都不见好转。然而同行的比韦曼小两岁的弟弟由于没有接近装豚草的箱子，一点症状都没有。

在此后的3年时间里，韦曼重复了好几次实验。第3年，即1873年的10月6日，他从欧洲回到美国，在10月27日闻了豚草气味，还是出现了持续两天的症状。但是，韦曼作为一名学者，对待问题非常谨慎，他发现在室内栽种的豚草不会引起症状，所以犹豫是否应该将秋季卡他归因于豚草。

根据上述的观察和实验，韦曼得出六条结论：①秋季卡他的发病期和豚草的开花期重合；②秋季卡他症状消失的时期和豚草花期结束、结出种子的时期重合；③到了霜期，植物枯萎，秋季卡他的症状也一并消失；④在大城市里没有绿化的地方没有秋季卡他症状；⑤秋季卡他只出现在特定区域；⑥在海上完全没有秋季卡他症状，认为豚草等植物花粉即使不是秋季卡他的唯一病因，也是最主要的病因。1876年，韦曼发表了《秋季卡他、干草热图释》一文，公布了他的这一系列研究成果。

拓荒与豚草

攻城略地的豚草

豚草，学名 *Ambrosia artemisiifolia*，当中的属名 *Ambrosia* 语出自希腊神话的神仙珍馐"安布罗希亚"。这个名字是分类学家林奈起的，但我看了豚草的所作所为，感觉似乎要叫"魔鬼诱饵"才对，于是我去查了一下，发现这似乎是林奈的瑞典式幽默（Sweden joke）。

豚草味苦，就连牛也只会在饿得受不了的情况下吃，挤出来的牛奶要么一股大蒜味，要么一股奎宁药味，让人无法下咽。我个人不太能理解天才玩的幽默，或许是取了"瑞典"（Sweden）和"调甜"（sweeten）的谐音吧。此外，还有人觉得豚草"野火烧不尽，春风吹又生"，所以取了个神话名字；也有人认为是语出植物学家约翰·安布罗兹的名字。总之都只是捕风捉影，没有任何根据。

豚草的种名 *artemisiifolia* 意为"艾叶"。艾属植物学名为 *Artemisia*，语出自希腊神话中的月神阿尔忒弥斯，据说是因为艾草对女性月经和分娩有一定药理作用，故得名。豚草的英文名 ragweed，由"锯齿状的"（ragged）和"草"（weed）组成，意即

"叶呈锯齿状的草"。"豚草"这个词是从另一个英文名 hogweed 翻译而来的，因为雄花从下往上看形似猪（hog）鼻子。

豚草属植物是北美原住民的传统药用植物，切罗基人用来治疗蚊叮虫咬、荨麻疹、发热、肺炎，易洛魁人用来治疗腹泻。大豚草的种子含有 20% 可食用油脂，成为原住民的食材。尤迪斯·伊万斯的研究（2013 年）显示，豚草可用作止血剂、防腐剂、催吐剂、软化剂、退烧药，豚草根泡水对干呕、发热、月经不调、便秘均有效果。

威斯康星大学麦迪逊分校历史学家格雷格·米特曼认为豚草原产于南美洲，经安第斯山麓传到中美洲，再一路向北到达落基山脉东侧，呈点状分布。19 世纪，美国南部住民常用豚草来治疗流鼻血。

豚草是喜裸地的入侵植物，在自然情况下，只生长在火灾、洪水等灾后土地上。但随着人类不断开垦拓荒，豚草也在不断拓展版图。换言之，豚草的繁茂与充斥着拓荒精神的美国开拓史如出一辙。正如本章开头伍德豪斯所说，豚草花粉症是大自然对开拓者们的还击。大自然不想让贵重的表土流失，所以人类好不容易开垦出来的荒地马上就长出了豚草。

随着跨州铁路的开通和 20 世纪 20 年代汽车露营的流行，原本偏安在洛基山脉一隅的豚草得以散播到东海岸，然后又乘着城市开发的东风在城市空地里扎根。米特曼教授说："美国人打着'回归自然'的口号纷纷跑去自然公园，豚草却反其道而行，向着都市文明中的荒地进发，不断扩大版图，我愿称豚草为'对人类过度且破坏性开发自然的报复'。"

花粉症度假胜地

19 世纪初，住在新罕布什尔州白山上的小旅馆的人只有一些路过的农民和商人。19 世纪 20 年代后，华盛顿山的上流阶层登山者多了起来。19世纪 50 年代，华盛顿山上建起了 9 家酒店，再加上周边零星的酒店，总共能容纳 5000 名以上的住客。美国南北战争（1861—1865 年）后，当地更是建起了超豪华的旅游酒店。

花粉症度假区的形成有时任美国国务卿丹尼尔·韦伯斯特（1782—1852 年）的一份功劳。1832年，他患上了秋季卡他，接下来每一年的 8 月 23 日都会发病。一开始是打喷嚏和流鼻涕，然后是眼睛红肿，连在文件上签字都有困难。1850 年，他给时任总统的米勒德·菲尔莫尔致信表达了离职的意向，两年后，以身体健康问题为由正式辞任国务卿一职。

1849 年，韦伯斯特来白山造访富兰克林，发现症状缓解了很多。尝到甜头的他在 1851 年再次来到白山，也是几乎不发病。他向富人阶层的朋友和自己的支持者说起这件事，后来得到了旅游业界的宣传，让花粉症假日成为美国有闲阶级年中的例行公事。

19 世纪 70 年代后半段，即韦曼医生著作出版的那段时间，和英国的"贵族病"一样，花粉症在美国也成了有闲阶级的专利，是富裕的白人阶层的时兴疾病，地位牢不可破，著名的花粉症度假区应运而生，观光生意繁荣。每年的 8 月中旬，数以千计的花粉症患者纷纷跑到白山、纽约州北部的阿迪朗达克山脉、苏必利尔湖、科罗拉多高原等地"避难"。

这些"花粉症难民"住在全美数一数二的豪华度假区，远离城市尘嚣，饱览大自然的湖光山色，不由得对普通的美国老百姓生出了一股莫名的优越感，觉得自己是布尔乔亚特权阶级。在英语圈里，看到别人打喷嚏，一般会对他说句"God bless you"（上帝保佑你），于是这些花粉症患者一边打喷嚏打得鼻子红彤彤，一边还互相安慰道我们都蒙受主的恩惠。

可供 500 人入住的枫木酒店和可供 300 人入住的辛克莱尔酒店，一晚的住宿费是纽约普通快捷酒店的近 2 倍。据推算，1892 年夏天 3 个月间，白山花粉症度假区的游客在当地消费了约 500 万美元，比新罕布什尔州全州的全年农业总收入还高。就这样，花粉症度假区成长为美国一个巨大的商机。

讨厌的花粉症学会

1874 年 9 月 15 日，新罕布什尔州伯利恒市成立了全美花粉症学会，萨缪尔·洛克伍德就任会长。萨缪尔半带骄傲地强调了花粉症的特殊性，说："似乎也没有哪种疾病能让人这样成立一个有组织的大会了。"当地的旅游业报刊《白山生态报》也写道："没听说过麻疹、猩红热、痛风患者们组建了什么麻疹俱乐部、猩红热协会、痛风学会之类的。"

学会的会员都是医生、法官、律师、政府高官、商人等高级知识分子，这些有闲阶级能脱产度假6个星期没有任何问题。会员们在学会上彼此交流各个度假区的发病情况、治疗方法等，还有偿征集论文。

花粉症学会为了维持自身作为花粉症度假圣地（sanctuary）的地位，一直密切监察着豚草的入侵及其他有可能引发花粉症的植物动向，毕竟山地铁路每年都会运输大量的花粉症患者到来，当中极有可能混入了豚草种子。事实上，1878年利特尔顿镇铁路沿线发现豚草时就吸引了花粉症学会的目光，他们动用资源，发动了全镇居民除草。

19世纪70年代后半期至19世纪80年代前半期，气候连年高温少雨，而且吹西南风，常有山火发生，花粉症度假区也无法保证舒适的生活了。

于是花粉症学会要求酒店和当地居民不要在度假区附近种植玉米等会飘散花粉的作物，同时又要经常洒水以免扬起尘埃，还要减少砍伐森林树木以维持景观。在当地居民眼中，这个学会就是个讨厌的土财主。

比尔德的调查

验证了豚草是花粉症真凶的韦曼医生曾经入住白山伯利恒市这个著名的花粉症度假区，彼时他有一位舍友，两人相谈甚欢。这个人叫乔治·米勒·比尔德，是一名神经学专家。

比尔德受韦曼的著作启发，于1876年出版了《论干草热或夏季卡他》。书中尤为引人瞩目的是，刊载了对200名花粉症患者发放的问卷调查结果。问卷共55道问题，比尔德交代了设问的意图和对回答的分析。篇幅所限，我们只看开头的5道题。

第 1 题　您的姓名和住址

分析：以密西西比河为界，花粉症患者的分布呈东多西少、北多南少状态，且患者从北部迁移到南部之后多见症状缓解。从美国南部往北，一直到波士顿和纽约，患者数量呈递增趋势，但一旦高于北纬 44° 又掉头递减，到了加拿大境内几乎绝迹。

第 2 题　您的性别

分析：患者男女比例为 133∶67。韦曼医生的调查中，男女比例是 54∶25，男性罹患的概率大概是女性的 2 倍；休布斯的调查中男女比例为 104∶50；莫雷尔·麦肯基的调查是 38∶23。可见结果大致相同。这或许是由于男性接触户外花粉、尘埃、日照的机会较多所致。

第 3 题　您的年龄

分析：30 岁以下 34 人；30—40 岁 56 人；40—50 岁 65 人；50 岁以上 33 人。

第 4 题　您是否已婚

分析：已婚 138 人；未婚 51 人。

第 5 题　您的职业

分析：生意人（经销商、银行家、业务员等）58 人；牧师 16 人；医生 15 人；法务人员 7 人；教师 7 人；作家或编辑 3 人；牙医 2 人；图书馆员 1 人；工程师 1 人；语音学者 2 人；工人 22 人；农民 7 人；管家 24 人。脑力劳动者人数远多于体力劳动者，反而更容易接触到花粉的农民群体鲜见病例。此外，接触灰尘较多的工人和管家更容易罹患花粉症。即使考虑到基层人员投递回复问卷渠道不畅的因素，上流阶层的病例依然更多。

比尔德还问了体质之类的问题，最终认为是城市精英阶层长期从事高强度脑力劳动所导致的神经衰弱引发了花粉症。在上一章中我们已经提过，他在 1881 年出版的《美国的神经疾病》中论述到，现代文明，尤其是美利坚文明导致了人们神经衰弱，让人对气候变化、食物、药物等刺激源反应过度。

值得注意的是，韦曼和比尔德的调查对象都是跑到白山度假区来"避难"的人。同一时期，埃利亚斯·马什（1835—1908 年）在 1877 年于新泽西州帕特森市也做了一次调查，结果显示蓝领和白领的花粉症患者人数相差无几。

海明威与花粉症度假区

花粉症度假区孕育出了独特的文化。

作家欧内斯特·海明威（1899—1961年）的父亲是芝加哥郊外橡树园镇的一名乡村医生，同时也是一名花粉症患者。每年夏天，全家人都会坐马车跑到芝加哥市里，换乘24小时运营的大型豪华蒸汽轮船——"海上宫殿"去夏利华县，度一个花粉症假。

到了位于密歇根湖小特拉弗斯湾南岸的佩托斯基之后，一家人坐上1873年开通的大急流城—印第安纳列车，赶往8英里之外的瓦隆湖别墅。那里有森林、小溪、湖泊，能够打猎、垂钓，来自密歇根湖的西北风还吹散了花粉，堪称"圣地"。正因如此，大急流城—印第安纳列车又被称为"钓鱼火车""花粉症快线"。

1875年的佩托斯基是个常住人口只有125人的小镇，后来却成为一座中心城市，有着20多家供花粉症患者入住的酒店，同时还向外辐射，周边也逐渐建起了酒店和小别墅。尤其值得一提的是 1882 年建成的阿灵顿酒店，耗资 6 万美元，配有升降电梯、蒸汽暖气，还有一个大型舞厅，一晚的住宿费是 5 美元，可供 700 人入住。在建成的当年，这家酒店入住了大概 150 名花粉症患者，他们成立了"西部花粉症学会"。据统计，1899 年该学会的会员人数多达 3000 人。

海明威的父亲相信在自然环境下打猎、钓鱼、野炊、睡吊床的经历能锻炼儿子的身体素质，培养他面对困难的忍耐力。海明威参加过第一次世界大战，受过伤，与阿格尼丝·冯·克洛斯基分手后，一个人在瓦隆湖的严寒环境下待了 3 个星期。21 岁生日那天，因为和妹妹、朋友在湖边玩得忘乎所以，生母气得与他断绝关系。海明威的小说逃不开枪支、狩猎、钓鱼、战场、动乱这几个关键词，所透露出的家庭观和女性观也是爱恨参半，究其原因或许是源于全家的花粉症假期吧。

美国群众与豚草的攻防战

世界第一幅空气花粉地图

1929 年，奥伦·C. 达拉姆（1889—1967 年）在过敏学会会刊的创刊号上发表了全美国第一份全国性空气花粉调查报告。这次调查得到了美国气象局的帮助，邀请了 22 座城市的 28 位医生参与，每周都有沾上空中花粉的载玻片送到达拉姆的实验室。

达拉姆将这些载玻片放到显微镜下观察，核查了上面的豚草属花粉种类和数量，绘制了全世界第一幅花粉分布地图。这幅地图"描绘了肉眼不可见的花粉犹如出现在夏季的暴风雪，吞噬了整个美东地区空气，每年几十亿颗有毒粒子在空中漂浮 25～50 天的现实"。10 年后，花粉观察点增加至 100 处以上，《纽约世界电讯报》的天气栏目会公布每天的花粉数量。

达拉姆是堪萨斯州第一个用主动免疫法治疗花粉症的医生——克劳德·洛德缪克（1872—1945年）的外甥，副业就是搜集各种用于治疗的植物花粉。免疫疗法需要用到大量高纯度花粉，1923年时，每盎司（约 28 克）花粉售价高达 300 美元，足足是纯金价格的 14 倍。达拉姆因花粉猎手的才能得到官方赏识，被选拔参与绘制花粉分布地图。

1947 年 10 月，大西洋城成立了全美公共健康学会，向社会公布空中花粉的实际数据。学会的主要工作是监察"plant"[1]的副产物，其一是冶炼厂、水泥厂、核研究所、石油精炼厂等工厂排放的煤烟、粉尘、放射性同位素、臭气等工业污染物；其二是豚草。监察报告显示，这些"plant"在没获得联邦政府批准的情况下，每年制造了几百万吨有毒粉尘，当中有 27.5 万吨被排放到空气中。

1　译者注：plant 有"工厂""植物"两种意思。

空调与宅家生活

格雷格·米特曼在《呼吸的空间》[1]里，概述了人类为了避免花粉症而研制带空气净化功能的空调。小时候的米特曼曾经因为重度过敏入院，令他印象最深刻的是 5 岁时戴着呼吸机躺在隔离病房的那段日子。我想正是因为有过这样的经历，米特曼才能在花粉症等过敏性疾病与自然环境、现代人生活模式的联系这个领域进行如此深入的研究。那么，米特曼所谈到的带空气净化功能的空调到底是如何诞生的呢？

1917 年，阿根廷布宜诺斯艾利斯大学工学院毕业的查尔斯·戴维斯和妻子伊莎贝尔·贝克想把自家房子改建成一个小型花粉症度假屋。贝克是一位才女，毕业于哥伦比亚大学医学院，是西

1　译者注：Gregg Mitman, *Breathing Space: How Allergies Shape Our Lives and Landscapes*, Yale University Press, 2007.

奈山医院第一位女实习医生。这对新人在纽约筑下了爱巢，然而第二年春天，戴维斯就患上了花粉症。当时最尖端的治疗是脱敏疗法，有效率约为65%，偏偏戴维斯属于那余下的35%。

那时候，空调刚问世不久。戴维斯在一家带空调设备的电影院看了一场电影，感觉十分舒适，便萌生了发明带空气净化功能的空调这一想法。1926年，开业不久的麦迪逊广场举办了第一届"全美暖气、换气机博览会"，展出了最新款的暖炉、冰箱、空气净化机、空气冷却系统等室内反季节机器。

戴维斯所想的空气净化机由滤片、马达、扇叶组成，能装在窗边位。他拿自己和一众花粉症、哮喘患者做实验，证明了这个净化机确实能够缓解症状。除了使用空气净化机之外，戴维斯还在床垫上铺一层棉制床垫套，枕头从羽毛枕换成棉花枕和充气枕，平时不用爽身粉、不养宠物，就这样将自家改造成了比任何一家花粉症度假区的酒店房间都更舒适、更实惠的室内空间。他家也从一个单纯的居住空间，演变成了一个考量了建筑材料、设计、家私、意蕴、入住者行动模式等多方面的人工生态系统。20世纪30年代初，戴维斯等研制的空气净化机以"空气卫士"（Air Guard）为商品名上市销售，不仅在普通家庭，还在医院、研究所畅销。

米尔顿·高亨曾担任克利夫兰的医生，发明圆筒式空调的人就是他。空调滤片用羊毛织成，机身呈圆筒状，里面塞棉花，装有可调节速度的风扇，每分钟送风约200立方英尺（5.7立方米左右），能除去空气中99%的花粉和62%的烟草烟雾。这种空调以"波利尼亚"为名上市销售，每台售价150美元，也是畅销一时。

大萧条之后的20世纪30年代，通用电气公司发明了有制冷功能的空调，然而在1938年，全美

2200 万户家庭中，装了空调的只有区区 5500 户。不过，1955 年之后，随着美国的小家庭化进程加快，有 165 万户新家庭要建新居，带空调的私密空间自然成了房子的标准配置。随着人们对持枪社会、化学污染等户外危险的认知提高，如何充实户内的宅家生活成了美国民众普遍关心的事。

长出"道德杂草"

美国卫生部、社工和市民团体在全美花粉症学会的建议下掀起了对付豚草的运动。以底特律为例，在 1893—1894 年的经济萧条期间，市政府将公有土地租给贫困、失业人口，借他们之手来开垦荒地，种植蔬菜、玉米以铲除豚草。其中特别是在 20 世纪前 10 年，女性团体将空地改造成儿童游乐场、公园、绿地等。全美花粉症学会也积极开展游说活动，务求让议会通过铲除城市害草的政策。

1915 年，密歇根州通过了《杂草法》，将豚草、丝路蓟、马利筋、野生萝卜、法兰西菊、一枝黄花等定性为花粉症过敏原，鼓励大家拔除它们。全美高速公路委员会也决定每个季度开展两次公路除草行动。1916 年，纽约州通过《有害杂草法修正案》，规定故意不除豚草和丝路蓟者将被处以 5~25 美元的罚款。

如此一来，任由豚草在野外生长成了违法行为，豚草也顺势起到了"道德杂草"（moral weed）的作用。小学的社会教育课上，学校会安排孩子拔豚草。大萧条时期，纽约劳工部就安排了 1500 名求职者除去了 1 亿 3260 万平方英尺（约 12.3 万平方米）土地上的豚草。

但是，豚草的繁殖能力极强，一株草能产生 32 000 颗种子，无论是拔除还是火烧都只是治标不治本。因为除草而被翻了一遍的土地反而成为豚草的温床，下一年甚至长出了更多的豚草。针对这一恶性循环，伍德豪斯如此说道："花粉症和水土流失、风化、洪水等没有什么不同，都是大自然对人类大规模攫取资源的回应。"尽管这个回应不像表层流水在坡地处刻画的大型沟蚀、掩埋整个农场建筑，甚至吹到隔壁州的沙尘暴、吞噬桥梁的洪水那么显著，但依然是大自然的一个巧妙应答。正因为它是如此不起眼，我们反倒没注意到人类那贪婪的欲望已经遭到报应了。

超级杂草的进化

第二次世界大战之后，人类发明了专门的阔叶杂草除草剂——人工合成生长素 2,4–D，直接改变了应对豚草的方式，利用 DDT 除蚊和利用 2,4–D 除豚草的人急速增多。1946 年夏天，美国劳工部下属的职业安全与卫生管理局在纽约市政府和市议会的同意下，在 3000 英亩（约 1200 公顷）的共有土地上喷洒了 85 万加仑（约 323 万升）

2,4-D。

1949 年，2,4-D 的年产量达 2000 万磅（约 9000 吨），远高于 DDT。人们担心 2,4-D 会不会在扫荡纽约豚草的同时伤害到其他无辜植物，然而事实表明这完全是杞人忧天，因为豚草很快就获得了抗药性，进化成了身披农药照样生长的超级杂草（耐除草剂杂草 super weed）。

美国现在走的是双管齐下路线，一方面培养高抗药性的转基因农作物，另一方面又配合科技育种研制新型农药。农户们种下大面积的转基因作物，然后用直升机或者大型机械喷洒大量农药。在其他杂草濒临灭绝的同时，豚草却仿佛在嘲笑人类的科技进步，骤变为超级杂草，找到了新的驻扎地。于是人类又改用了敌菌灵系列除草剂。这个系列除草剂的原理是通过妨碍植物乙酰丁酸合成酶来达到除草效果，然而还是对豚草没用。后来人们研究发现，豚草是通过参与乙酰丁酸合成酶的编码，将第 574 号碱基中的色氨酸置换成亮氨酸，以此来获得抗药性。

当下，已经变身成超级杂草的豚草种子混在了干燥的谷类种子中，从美国飘散到世界各地。不仅德国、法国、奥地利、瑞士、匈牙利等欧洲国家，甚至就连日本和中国，豚草入侵都已成为非常严重的问题。屋漏偏逢连夜雨，随着全球变暖，豚草撒播的花粉量有增多趋向，人类急需一个治本的对策。不过在我看来，敌人与其说是豚草，倒不如说是全球化的现代文明本身。

第 5 章

杉树花粉症，日本人的身份证

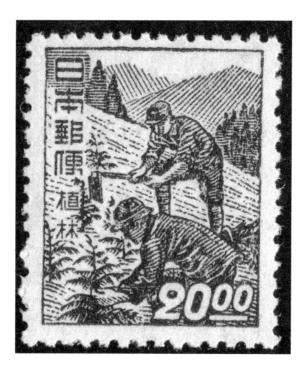

1949 年 5 月 10 日发行的 20 日元邮票《植林》

　花粉症与人类：让人"痛哭流涕"的小历史

对花粉症的"憧憬"

昭和初期，一些知晓欧美医疗史的日本学者提出了一个问题——日本人会得花粉症吗？毕竟花粉症是英国贵族和美国特权阶级的"专利病"，这意味着日本人是否能够和两者相提并论。怀着不安和期待的心情，日本学者们开始了调查研究。

1929 年，野口英世和同在丹麦国立血清研究所留学、之后成为北里研究所部长的小林健儿（1893—1938 年），在《临床研究》上发表了一篇文章《论花粉过敏症——枯草热》（花粉に対する過敏症——枯草熱に就いて）。这篇文章在现在看来有不少超前的地方，以如下这段描述为例。

枯草热本身不会遗传，会遗传的只有过敏性的身体素质。……假如你有一些关于枯草热的知识，那你应该知道迄今为止这个离我们仿佛远在天边的病症，或许意外地近在眼前。但如果日本人真的不会罹患枯草热，那倒是另一个耐人寻味的故事了。

这段话一方面预言了日本人早晚也会得花粉症，但另一方面又认为假如没有得花粉症，那就证明日本人是个独特的民族。

小林的论文发表约30年后，即1961年，日本国内出现了第一例花粉症患者，罹患的是豚草花粉症。3年后的1964年，出现了杉树花粉症患者。但是直到1980年，花粉症依然被日本医学界视为罕见病。

20世纪80年代后半段，花粉症患者数量急剧增加，到了20世纪90年代，"花粉症"甚至已经成为俳句创作的季语[1]了。2017年12月，东京都

1　译者注：季语，指可以代表某个季节显著特征的词语，例如"雪"可作为冬季的季语，常用于俳句、和歌的创作，日本的媒体经常会举办俳句征文活动。

福祉保健局公布了《花粉症患者实态调查报告书》，推测 15—29 岁的年轻人的杉树花粉症罹患率高达 61.6%。

花粉症是如何在日本登堂入室的呢？本章我们以日本为舞台，追踪一下学者们与花粉症苦战的成果。

枯草热的记忆

在前几章中我们已经知道，明治时期花粉症被译作"枯草热"，这个译名译自德语的 Heufieber。之所以用"枯草"而不是"干草"，可能是因为日本人不太习惯"干草"这个词，毕竟"枯草"这个词用得太久了，早在 1603 年耶稣会教士们编纂的《日葡辞书》中就有"枯草"一词。

"枯草热"一词最早见于 1893 年逸见文九郎翻译、补充的《治疗全书》。1899 年，佐藤恒丸、谷口吉太郎编纂的《内科学大成：传染病编》也有枯草热的介绍。

值得注意的是，这两部书都把枯草热作为"传染病"进行介绍。我们现在知道枯草热不会传染，但当时，一来编书时所参考的德文文献持病原菌说，二来日本国内也没有病例，所以从《治疗全书》到《内科学大成》这六年间，没有人对这一分类有异议。小林健儿说人们以为枯草热"仿佛远在天边"，其实就反映了这一时代背景。

《内科学大成》的"枯草热"词条如此写道："本病多见于先进阶级人士，鲜见于农民、工人等，堪称一奇。再者，男性罹患倍于女性。40 岁以上老人患者数大减。"我是挺好奇明治时期的日本人是怎么定义"先进阶级的男性"的，但最令我震惊的是它竟然将 40 岁以上的人叫作"老人"。

在美国患花粉症的日本人

20 世纪 20 年代，有好几个日本人在美国医院诊断为花粉症的病例。据住田朋久的研究，日本第一位奥运会奖牌得主熊谷一弥（1890—1968 年）也是花粉症患者。

1920 年安特卫普奥运会，熊谷在网球单打和双打项目中各斩获一枚银牌，实现了日本奖牌榜零的突破，是日本的国民英雄。翌年 8 月初，他参加在美国举办的戴维斯杯，在对阵印度队的前夕发病了。讲谈社在 1976 年出版了熊谷一弥的遗稿（テニスを生涯の友として），我们来看一下当时的情况是怎样的。

我的鼻子在打球和活动身体时候还好，但一回到宿舍，安静下来之后就不太对劲了。我赶紧去看医生，他说我感冒。我以为感冒的话很快就好了，没有太在意，可是过了两三天都还不见好。……后来我和人聊天，才发现这是他们当地的风土病枯草热的早期症状。

与印度队比赛之后，熊谷对阵澳大利亚，在去球场的火车上，他的感觉是这样的。

似乎是车上的尘埃或空气的震动刺激了我的鼻子，从早上开始就一直喷嚏连天，鼻涕流个不停。我用纸巾掩住鼻子，很不舒服。光是擦鼻涕就用了十几张纸巾。一直到当天傍晚，鼻涕、喷嚏都没停。坐在我旁边的一对美国老夫妻看不下去，给了我几粒阿司匹林。

对阵澳大利亚的这场比赛赢得很艰难。9月1日去纽约打循环赛决赛，对阵美国队时，熊谷的症状已经恶化了。

两个鼻孔都塞住了，只能用嘴呼吸。打个两三球、左右跑一下呼吸就开始困难。

这场比赛，熊谷痛失冠军。每次回想起这件事，熊谷都心有不甘："要是没有得这该死的风土病，能全力发挥的话，至少也不会输那么惨。现在回想起来都会觉得很遗憾。"

我们再来看另一位花粉症患者平林忠（1908—2001年）的例子。他是东京农业大学第七任校长，以兔类研究知名。1977年，在日本农会出版了一本小册子《花粉的回忆》（花粉の想出）中，提到了平林忠在美国留学时的一段逸事。

> 1929年某天，我突发喉痛、高烧，去找了学校宿舍的护士，体验了一把口腔测温。之前在日本一直都是腋下测温的，来这么一下我着实被吓到了。护士从我嘴里拿出体温计，说我体温100度，又把我吓了一跳。我原以为体温度数应该默认是摄氏度的，结果说的是华氏度……总之，我知道了发烧的原因

叫 hay fever（干草热），这又是一个我不了解
甚至连听都没听过的病。

平林先生不愧是畜牧繁殖领域的专家，对饲
料作物非常熟悉，直接就将 hay fever 准确翻译成
"干草热"。顺带一提，100 ℉相当于 38℃。

詹姆斯·原的花粉症研究

真正开展了对在美日裔的花粉症研究的，是
加州的一位耳鼻咽喉科医生詹姆斯·原（1889—
1977 年）。原出生于日本冈山县，本名细木原初
治，18 岁赴美，高中就读于基督复临安息日会
创办的教会学校，在医学布道学院[1]（College of
Medical Evangelists）读本科，毕业后当上了医生。
由于当时的移民很多，他干脆将自己的姓氏"细

1　译者注：今美国加州洛马林达大学前身，基督复临安息日会创办
　　的大学。

木原"缩写为"原"字，再给自己取了"詹姆斯"这个英文名，自称"詹姆斯·原"。他娶了一位白人女医生玛格丽特·法尔，夫妻二人在洛杉矶开了一家私人诊所。

彼时，欧美以外的地区也陆续有了花粉症调查的结果，尽管不一定是官方组织的。以中南美地区为例，巴西、厄瓜多尔、智利等拉美国家的原住民没有发现花粉症病例。到原的诊所看病的花粉症患者九成是日本人。1929 年前后，原开始注意到居住在南加州地区的日本人中有花粉症患者。

原得到了日本耳鼻咽喉科会中有过欧美留学经历的学者们的帮助，在与他们的通信中确认了当时日本境内及其当时的殖民地都没有花粉症患者。参加这项调查的成员可谓星光熠熠，有九州帝国大学的久保猪之吉（1874—1939 年）、东京帝国大学的增田胤次（1887—1964 年）、北海道帝国大学的香曾我部寿（1882—1941 年），还有中国台北医科大学、韩国汉城医科大学、中国奉天医科大学的在籍专家。

同时，原自己也于 1931 年 11 月在南加州开始了调查工作。他选择了一片有日裔居住的区域，范围约 731 平方英里（1893 平方公里），向艾尔蒙地市的日本人工商会处索取了当地的日裔名单，当地卫生部门还给他安排了日裔医学生做助手。当出现疑似花粉症病例时，原会亲自上门访问。历经几个月的努力，访问了 459 个家庭，回收了 1937 份调查问卷。

这些受访者当中，1118 人生于美国本土，16 人生于夏威夷，803 人生于日本。考虑到出生和成长环境的影响，原也将自然免疫和获得性免疫进行区别研究。最终真正确定的花粉症患者有 30 人，其中 28 人生于日本，1 人生于夏威夷，还有一个是生于美国本土的 10 岁儿童。翌年，即 1932 年，又新增了 25 名患者，当中 2 人是美国本土出生的儿童，2 人夏威夷出生，21 人是生于日本的成年人。两年间，共发现了 55 名患者。

从职业分类来看，农民 15 人、园丁 10 人、花店老板 9 人、家庭主妇 9 人、学龄儿童 3 人，余下病例的职业为教师、建筑师、文员、书店老板等。男女比例为 35∶20。年龄分布 10—20 岁 3 人，30—40 岁 16 人，40—50 岁 13 人，50—60 岁 18 人，60—70 岁 5 人，20—30 岁年龄层无病例。之所以呈现这种分布情况，是因为美国在 1924 年全面禁止了日本移民行为。

基于上述结果，原在 1934 年在《耳鼻咽喉科学文献》(*Archives of Otolaryngology*) 上发表了论文《日本人的花粉症》，文中写道"居住在南加州的日裔（日本出生）有 3.5% 得了花粉症"。他满意得出结论，即"日本民族并没有完全免疫花粉症"。

对于农民、园丁、花店老板的花粉症病例较多，原认为这是因为"他们全年暴露在花粉环境下"，即我们今天所谓的职业花粉症。有趣的是，这与花粉症研究之父英国人布莱克利所说的"农民因为常态性地暴露在花粉之下，反而获得了一种钝感力，免疫了病症"完全相反。无论如何，日本人也会得花粉症这一点是确凿无疑了。

花粉症与民族性

1936 年，原发表了《日本人的花粉症（续编）》，认为日本本土没有花粉症病例不是因为日本人的民族性，而是因为日本本土的花粉症病源植物少，气候又湿润多雨，花粉不易飘散。翌年，绘出空气花粉地图的花粉学权威——达拉姆对原这篇文章的花粉测定提出了质疑，于是原又潜心三年，在 1939 年发表了《日本人的花粉症（三编）》，提出花粉症发病要在体质、气候、花粉三要素的相互作用下才会出现。在美国有症状的日裔一去日本，症状马上缓解，回到美国又开始发作。然而美国日裔的饮食习惯与日本本土的日本人没区别，可知食物并非花粉症发作的原因。

原在这三篇论文中都用到了"民族免疫学"（racial immunology）这个词。对与美国女性结婚、在太平洋战争中九死一生逃出战俘营的原来说，"民族免疫"也算得上是他人生中的一个关键词了。二战结束7年后，美国政府颁布了法律，赋予第一代日裔美国人公民权，原赶上了这个好时候。1965年，日本政府又以"发表了多篇医学论文，为国际医学界做出贡献，加深了日美两国的友好关系，提高了日裔的地位"为由，向原颁授了四等瑞宝勋章。

在原的研究基础上，林义雄（1935年）、天埜景康（1936年）、三泽敬义（1937年）、池田正男（1938年）等在回日本的美国日侨中发现了少数病例，但是在 20 世纪 60 年代之前，日本本土都没有发现一例花粉症患者。

GHQ[1] 与花粉症

第二次世界大战结束后，第一个发表日本花粉症状况论文的人是新泽西州过敏学会的创始人兼首任会长——拉尔夫·阿尔福德（1904—1974 年）。

阿尔福德 1926 年本科毕业于普林斯顿大学，1931 年硕士毕业于哥伦比亚大学，在位于纽约的大学附属医院工作过，后来参军，于 1942 年升任陆军少校，在菲律宾打过仗，战后在日本驻留了一段时间，在 GHQ 接收的第 307 综合医院（原大

1　译者注：第二次世界大战结束后，根据《波茨坦宣言》，盟军（事实上只有美军）于日本建立了进行接管的总司令部。1945 年 8 月 28 日，第一批盟军于横滨登陆，麦克阿瑟为执行美国政府"单独占领日本"的政策，以驻日盟军总司令的名义，在东京建立盟军最高司令官总司令部（General Headquarter），在日本称为"GHQ"。

阪陆军红十字医院）任过敏科主任。1948年，在《过敏》期刊上发表了论文《日本的过敏症》。猜想他应该受命开展了一系列文献调查工作，以解决驻日美军过敏症防治问题。

依据在日本找到的德语、日语医学文献，阿尔福德认为牧草和豚草花粉不是什么大问题，况且日本人喜欢除草，豚草的数量应该不多，再加上日本的房屋通风良好，虽然御寒性不足，但也因此不容易积灰。日本最常见的过敏症是荨麻疹，虾、蟹、蚝、青鱼等鱼贝类和马肉、牛肉、牛奶等食物都有可能成为过敏原。这篇论文的结尾有一句意味深长的话："（日本）有充足的过敏症医学文献，但将这些知识应用到临床的机会却很有限。"这应该是在影射彼时日本国内刊发过好几篇关于花粉症（枯草热）的相关论文，但现实病例反而没有的背景。

几濑真纱（幾瀬マサ，1914—2011年）是日

本国内花粉研究领域的拓荒人，据她本人回忆，她进入这个研究领域的契机是20世纪50年代"驻横滨美军暴发了'横滨哮喘'疫情，引起了轩然大波"。尽管后来查明这次疫情的原因是亚硫酸废气而非花粉，但事后几濑还是继续研究花粉，并在1956年出版著作《日本植物花粉》（日本植物の花粉，広川书店）。1965年4月，她在东京铁塔观景台上层（离地135米）设置了花粉搜集器，用以测量悬浮在空气中的花粉。实际结果显示，每10平方厘米范围内一天大概能搜集17种花粉，合计10～80颗。

曾任东邦大学药学院教授的几濑真纱或许是日本第一个准确数出杉树花粉数的学者。她在《与花粉同行》（花粉とともに）这篇随笔中进行了如下描述。

杉树花朵里1个花粉囊约有3000颗花粉，

一棵树上的雄蕊球——就是小孩子拿来做噼啪筒"子弹"的米粒状小球大概有 39.6 万个[1]。我剪了一根有花朵的枝条，长约 20 厘米，数了一下上边的花朵数量，换算了一下，发现就这么一根枝条竟然已经有差不多 10 亿颗花粉了！推算到一整棵杉树，甚至杉树林的话，那花粉数简直就是天文数字。如此想来，也难怪我为了测量空气中的悬浮花粉而放到屋顶上的 10 平方厘米载玻片在短短 24 小时之内就沾上了几千颗杉树花粉。

1　译者注：一颗雄蕊球中可以有多个花粉囊。

从初始病例到花粉症官司

花粉症患者终于出现

在几濑等一众学者测量空气中悬浮花粉种类和数量的努力之下，一份花粉日历终于问世，接着，又开始了用土拨鼠做感觉实验。然而，20 世纪 60 年代之前，日本国内还没有一例得到医学承认的花粉症病例，此时的花粉症研究是畸形的。

1957 年，石崎达写了一篇题为"花粉过敏"的概论性文章，重申了"无法否认日本人也有可能得花粉病"，又介绍了国外的花粉症病情："花粉病的罹患率从高到低为白人、黄种人、黑人，黑人尤其不易得病。"顺带一提，1980 年之前的日本相较于"花粉症"，更多地用"花粉病"这个词，到底是谁开始改用的，目前已不可考。

1961 年，即石崎的概论文章发表 4 年之后，荒木英齐在《过敏》期刊上发表了论文《花粉症研究Ⅱ》，报道了日本第一例花粉症病例。这名患者患的是豚草花粉症。

3 年后的 1964 年，堀口申作、斋藤洋三合写了里程碑式的文章《栃木县日光地区发现杉树花粉症》(栃木県日光地方におけるスギ花粉症 Japanese Cedar Pollinosis の発見)，并发表在《过敏》上。这篇只有 3 页的短文介绍了 21 例病例，当中杉树花粉划痕法 71.4% 阳性、过敏原提取物皮下反应 85.7% 阳性、杉树花粉引起的结膜反应和鼻黏膜反应分别为 85.7% 阳性和 100% 阳性，另外还有 2 例被动转移试验阳性。

所谓的被动转移试验，是将被试验人的血清注射到健康人皮下，翌日在同一个地方再注射过敏原提取物，观察反应的试验。这个试验有导致乙肝传染的危险，现在已经废止了。论文作者之一斋藤洋三就把被试验人的血清注射到了自己体内来进行试验。

在这一系列报告问世之后，日本的杉树花粉症患者倒也没有一下子多起来。1979年，吉上昭三、沼野充义翻译出版了斯坦尼斯拉夫·莱姆的科幻推理小说《枯草热》，译本中的导读部分写道："花粉病在日本不是个问题。"

运动员田渊幸一的退役

就我所知，是职业棒球运动员田渊幸一因花粉症退役，花粉症才开始在日本广为人知。1984年4月12日的《周刊文春》刊登了对田渊的访谈。

鼻涕流个不停，鼻子又发痒，而且这鼻涕是真的清水样的，就那样流啊流。人都是恍惚的，不管看啥都有重影儿。感觉就像在飘，真的难受得要命。……吃东西没味道，闻气味也闻不出。就像味觉被变走了一样，啥都尝不出来。……反倒是磕磕碰碰比这还好，毕竟伤口过一段时间就自己好了。可是这个病是真缺德。你看感冒，平时注意一下养生好歹能预防一下，这个病你是怎么养生都防不住的。最恨的是这又不是传染病，你还不能怪别人，是真难熬。……我做运动员十六年，第一次以这种状态参加开幕式。精神完全集中不了，就在那儿神游太虚。这对一个运动员来说是致命的呀。（哭）

这个时期，厚生省也开始行动了，立项了"植物导致的过敏症的基础临床研究"（1985—1987年）和"花粉症的预防、治疗研究"（1988—1991年）两个项目。另一方面，1991年的国会质询上，面对众议院议员平田米男提出的全国有多少花粉症患者这个问题，林野厅[1]发言人回答："迄今为止我

1　译者注：相当于国家林业局。

们都没有统计过全国的花粉症患者人数，目前不详。"林野厅这时候才来反思战后的植林政策，同一时间的厚生省早就拿着花粉症相关项目向国会拿到大笔的拨款了。两者差距真的是判若云泥。

花粉症引发的一场官司

1993 年 3 月 3 日，静冈地方法院审理了日本第一宗杉树花粉症官司。3 月 4 日的《朝日新闻》报道如下。

> 3 日，由静冈市的律师、居民等 11 人组成的团体，以杉树引致的过敏症（杉树花粉症）、中央政府的战后植林政策及管理要负主要责任为由，向静冈地方法院提起诉讼，状告政府，要求赔偿 6000 万日元。这是全国首例杉树花粉症患者状告政府的官司。

以律师杉山繁二郎（时年39岁）为首，这场官司的11名原告都是杉树花粉症患者，每年2—5月这段时间都会出现结膜炎、鼻炎症状。他们认为，第二次世界大战战败后，日本提出了植树造林政策，在全国山野都种上了杉树，目前全国的人工林中，约45%是杉树林（含民间自发组织种植），这导致每年春天杉树花粉飞散，出现大量的花粉症患者。

杉山繁二郎律师也因此倍受瞩目。然而，作为被告的中央政府每次开庭都有差不多10个人出庭，而原告方就只有他一个法律工作者。在坚持了两年之后，杉山律师终于顶不住庞大的工作量，只好撤诉。

我很想亲眼看一下原告诉状的原文，于是给杉山先生打了一通电话，他说庭审笔录现在已经不见了，他们当年是根据《国家赔偿法》第1条和《民法》第709条提起诉讼的，当时庭长建议调解，政府方面没有答应调解，但是林野厅在庭审开始前不久才姗姗来迟地出台了花粉来源应对政策。那时候的我还在读研，也通过导师为此事发声了，而且这也是我开始从事防止杉树花粉飘散研究的契机。

顺带一提，目前政府的杉树花粉应对策略主要有三个方面：①高度信息化，用以提前回避花粉；②制定花粉症的预防和治疗办法；③处理花粉发生源。

每两人就有一人患花粉症

杉树花粉症是日本人的身份名片吗

多田富雄（1934—2010 年）是日本免疫学领域的巨星，不仅在医学领域，对于能乐也有一番造诣，晚年即使罹患脑梗死，依然笔耕不辍。1993年，彼时杉树花粉症已经有了成为大众病的趋势，多田先生出版了《论免疫的意义》（免疫の意味論），深入地剖析了"自己人"与"异己"的认知体系。书中指出，20世纪60年代之前，医学界普遍认为免疫系统是"自己人"用以识别"异己"并加以铲除的系统，但现代免疫学则认为"异己"要先被"自己人"所接纳，然后"自己人"逐渐变成"异己"，身体才能识别出这个"异己"。我们就以杉树花粉症为例，具体来看一下。

识别"自己人"和"异己"的任务由 T 细胞负责。T 细胞本来对于杉树花粉过敏原毫不关心，可是另一个"自己人"——巨噬细胞分解了过敏原，表面沾上了"异己"的物质，于是 T 细胞这才认识到有个"异己"存在，然后身体开始生产 B 细胞，分泌特殊抗体来对付这些已经变成"异己"的"自己人"，逐渐构建防卫体制。换言之，免疫学上的

"自己人"和"异己"是紧密联系的，两者如出一辙；简而言之，就是"自己人"要靠"异己"来界定。

因此，从免疫学角度来看，日本人之所以能得花粉症，与其说是因为身边的杉树花粉增多，导致侵入人体的"外人"增加，从而引发免疫系统过度工作，毋宁说是日本人的免疫系统逐渐接纳杉树花粉过敏原为"自己人"，被赋予了"异己化"的机制。也就是说，本来是"外人"的杉树花粉，现在已经成为与"自己人"同胞的"异己"了。

作为杉树花粉症第一发现人的斋藤洋三，写了一篇短文《杉树花粉症是日本人的身份证》，发表在《文艺春秋》1986年6月号上。以世界之大，却只有日本人会得杉树花粉症，要是战前的学者们知道这件事，想必会非常自豪吧。

"值得自豪"的患病率

东京都政府公布的《花粉症患者实况调查报告书》显示，在第一次调查（1983—1987年）时，花粉症的推测罹患率为10.0%，第二次调查（1996）时为19.4%，第三次调查（2006年）时为28.2%，到了第四次调查（2016年）时已经增加到了48.8%。看来日本人也终于像个日本人的样子了。顺带一提，数据显示，在日本4年以上的外国人，花粉症罹患率与本土日本人差不多。

现在的日本，无论是谁都有可能得花粉症，即使现在不发病，未来某一天突然发病也不奇怪。阿尔贝·加缪（1913—1960年）在《鼠疫》中写道："每个人身上都有鼠疫，因为在世界上没有任何人，是的，没有任何人是不受鼠疫侵袭的。"[1]我

1　译者注：摘自顾方济、徐志林译《鼠疫》第24章（译林出版社，2003年）。

也想说，每个日本人身上都有杉树花粉症。这正是为什么我认为患花粉症不能怪自己，而要怪政府政策不当。

日本不同英美，不是只有精英阶层才会得花粉症，这或多或少反映了日本"一亿总中产"的社会特征。1987年，人们发现，连日本猕猴（*Macaca fuscata*）都会患上花粉症。

第 6 章
花粉光环下的世界

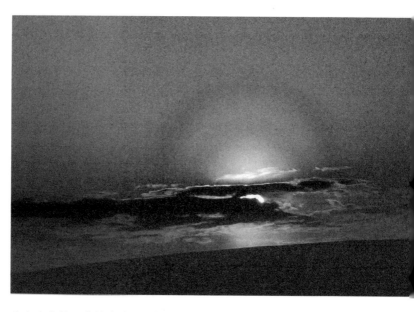

笔者在花粉飘散量多的一天拍摄到的光环

花粉症的作用

生病有益

"花粉症研究之父"查尔斯·布莱克利说过，花粉症不是一种可致死的急性病，我们完全可以留出足够安全的时间慢慢对付它。布莱克利是个对付花粉症的高手。

在最后一章中，我将概述人类如何对付花粉症，并以日本的杉树花粉症为例，辅以笔者自身的研究成果，思考人类如何一边与造成花粉症的植物共存，同时又减少花粉的飘散。最后，我想谈谈我从这30年来孜孜不倦与花粉症打交道之中学到了什么。

回首人类史，才发现曾经以文明病的身份出现在现代人面前的花粉症，现在已经是世界范围的公害病了。人类过分干预自然，导致了生态系统失衡，某种特定的植物在机缘巧合之下跨越了国界，野蛮生长，让人类与自然本来良好的关系出现了裂缝。读罢前几章，我们应该能说，花粉症既是医学课题，也是环境问题，更是社会问题，甚至是政治、经济、科技问题。

1906 年，奥地利儿科医生克莱蒙斯·冯·皮尔凯（1874—1929 年）发明了"过敏"（allergy）这个词，他说："我们经常会忘记疾病才是锻炼免疫的唯一手段。正因为会生病，生物才获得了'免疫'这个好处。"我们不要想着根除疾病，而是要想着如何与疾病共存，以疾病为师。为什么这么说？因为如果我们真的能根除花粉症的话，那么在我们完全扑灭花粉症等过敏性疾病的那一瞬间，我们就将自己暴露在了另一个新生的免疫性疾病之下了。

卫生假设与消毒思想

提到最近花粉症罹患率上升的问题，就不得不说一下卫生假设和消毒思想。

卫生假设是在 1989 年，由伦敦大学卫生与热带医学院的大卫·P.斯特拉昌发表于《英国医学会会刊》的的论文《花粉症、卫生、家族规模》中首次提出的。

斯特拉昌追踪调查了 1958 年 3 月某一周出生的 17 414 名英国新生儿，他们 23 岁时患花粉症或特应性皮炎的概率，与他们 11 岁时的兄弟姐妹人数呈强负相关。长子 / 女患过敏性疾病的概率为 20.4%，三子 / 女为 12.5%，五子为 8.6%。即长子 / 女由于受尽家人万千宠爱，成了温室花朵，更容易患花粉症或特应性皮炎，反而是那些被哥哥姐姐传染过一些小疾病、生活环境没有那么干净的孩子，患病率更低。

斯特拉昌据此认为，小家庭化和家庭环境的清洁减少了人感染传染病的机会，却也因此导致人的免疫力下降。在日本也有观点认为，现在日本几近扑灭寄生虫病，减少了人与动植物、土壤微生物的接触，反而造就了日本人的敏感体质。甚至还有论文指出蛔虫感染率与花粉症罹患率呈正相关。不过就目前而言，卫生假设依然只是一个假设。

另外，纽约大学的微生物学教授、人类微生物群领域的第一人——马丁·J.布莱泽在其著作《消失的微生物》[1]中指出，滥用抗生素、剖腹产、消毒药等导致人体的常驻细菌逐渐消失，而这些常驻细菌对人体的免疫系统抵御疾病起到非常重要的作用。今天，诸如肥胖、低龄糖尿病、哮喘、花粉症、食物过敏、胃食管反流、癌症、乳糜泻、

1　译者注：中译本为傅贺译，严青校《消失的微生物》（湖南科学技术出版社，2016年）。

克罗恩病、溃疡性大肠炎、自闭症、湿疹等"现代疾病"的不断涌现，都和常驻细菌的减少逃不了干系。

我觉得消毒思想肯定提高了花粉症的罹患率。毕竟人类要靠环境提供食物和能量，不可能脱离与环境的共存。再者，人类也不能够脱离与自身内部的肠道细菌共存。

共存之道

工业革命之后，花粉症作为文明病崭露头角。现代人在享受着科学技术发展的过程中，似乎越来越不在意与自然界各种事物共存。这么做的结果，只能是连与自身的共存都做不到，让本应健康的心理和身体呈现失调状态。每当被无法治愈的花粉症侵袭时，我都会一边感慨自身的无力，一边这么想——就像疼痛以出血的形式告知我们生命遭到威胁，花粉症是不是也在向我们暗示共存的重要性呢?

那么,我们到底要怎么和花粉症相处呢? 下边我将以杉树花粉症为例,谈谈我个人的想法。首先,请让我怀着感激之情,写一下杉树在日本历史上所做出的贡献。

杉树是日本的瑰宝

> 古人之殖(植)兼杉枝霞霏,春者来良之。
>
> (古人所栽的杉树林,枝条上的层层霞霏,像是在宣告春天的到来。)

这是《万叶集》卷十第 1814 号和歌,作者是柿本人麻吕。那个时候还没有"花粉"这个词,甚至还没有花粉这个概念,我们就不妄加猜想枝条上的"层层霞霏"是不是花粉了。不过,据琵琶湖高岛冲堆积物的花粉分析结果显示,在绳文时代后期到弥生时代前期,空气中飞散的杉树花粉比今天还要多。

屋久岛的绳文杉是宝贵的古杉树活化石。随着日本从古坟时代迈向古代，铁器逐渐普及，王权出现，这些天然的杉树林也随之减少甚至消失。柿本人麻吕所称颂的"古人"，就是因为看到为了建设藤原京和平城京砍伐了大量天然杉树林而感到内疚，便开始了种植杉树的活动。

《日本书纪》卷一记载如下。

> 素戈呜尊曰："韩乡之嶋，是有金银。若使吾儿所御之国不有浮宝者，未是佳也。"乃拔须髯散之，即成杉；又拔散胸毛，是成桧；尻毛是成柀；眉毛是成橡樟。

这段记载的故事发生在素盏呜尊（须佐之男）斩杀八岐大蛇（象征着古代河川泛滥）之后，一般认为毛发成树象征着古人植树造林，以涵养水土，防止洪水。总之，在日本固有的可用树木中，杉树的重要性是排在第一位的。

外国人也对杉树非常着迷。杉树的学名为 *Cryptomeria japonica*，是伦敦国王学院的植物学教授戴维顿（1799—1841 年）命名的，取自球果为鳞片覆盖，像是藏宝的样子。而这个学名直译过来的意思，就是"日本的瑰宝"。

西博尔德心爱的杉树

读过菲利普·弗朗茨·冯·西博尔德（1796—1866 年）的《日本植物志》，你就知道他对日本种植杉树的事业有多赞叹。他甚至还想过在南欧种植日本杉树，以加速滥伐林地的恢复。1825 年，移植到爪哇的杉树苗和种子生长不好，种植失败，但是 1862 年移植到莱顿大学植物驯化园的杉树倒长得很好——这棵杉树现在还活着。某年春天我访学莱顿大学时，还看到它在精神地喷着花粉。

如果西博尔德的计划完全成功的话，春天去南欧旅行的日本人应该要比现在少得多。

当看到屋久岛绳文杉，日光和箱根那幽静的"杉并木"[1]，天龙、吉野、秋田的杉树林时，我相信不止我一个人脑海中会想构筑一个与杉树的共生关系。人们说，杉树的日语发音"すぎ"就是源自"笔直、笔挺"（すぐ）的发音，杉树即"笔挺的树"。诚如斯言，时至今日，杉树依然直挺而立，歪了的反倒是我们。

无花粉杉树与少花粉杉树

目前全日本的杉树林面积约为450万公顷，差不多相当于一个九州岛了。这些杉树林木材价值高，还能吸收二氧化碳、缓冲洪水，对防止全球变暖和各种气象灾害起到很大作用。这真可谓是名副其实的"前人栽树，后人乘凉"了。如果

1　译者注：江户时代栽种的人工杉树林道。

我们能好好利用这些杉树，就能减少从国外进口柳桉木的数量，对延缓热带雨林消失也有帮助。

当下，政府正在推进无花粉杉树和少花粉杉树的种植。但是这两种树木的树苗产量，在 2015 年也就是约 200 万棵 / 年，只占整体约 1 成，到了 2019 年才勉强增加到 5 成以上，而且这些杉树不产生花粉，也就没法自然繁殖，只能人工培养，费时又费力。

雪上加霜的是，林业工作者从 1980 年的 15 万人减少至 2015 年的约 4.5 万人，砍伐和种植工作进度缓慢。即使在劳动力充足的情况下，这也是个以百年为单位计算的大工程。况且还要注意到，近年全国各地都发生了因台风、暴雨引发的滑坡、洪水等严重灾害，砍伐、更新杉树林或许有利于减少花粉症，但对于防范这些地质灾害反而不利。

我个人的研究历程

"粘鸟胶之战"

1990 年 4 月，我考上了研究生。就在这个月，林野厅、厚生省、环境厅、气象厅四部门组建了"杉树花粉症相关部门负责人联络会议"。几年之后，林野厅给我研究植物激素的导师打来电话请他当顾问。有了这样的经历，我考上博士之后，就以防止杉树花粉飘散作为研究主题。

杉树的雄花可以用一种叫赤霉酸的植物激素促花。在初夏时分，给杉树喷上万分之一浓度的赤霉酸溶液，即使那是一棵只长了一年的小树苗，也能长满密密麻麻的雄花。因此，只需要给杉树喷洒抑制赤霉素合成的制剂，就能抑制杉树雄花的生长，但这样子同时也会导致杉树本身停止生长。不仅杉树，任何沾上赤霉酸的植物都容易出现矮化迹象。

于是我们小组发动了"粘鸟胶之战"，试图从对人体和环境无害的天然成分中寻找一种能够粘住花粉的物质。进入候选名单的有海藻酸（即海藻那个滑溜溜的物质）、松脂、色拉油、橡胶树脂等高黏性的物质。我们一个个地验证了它们的功效。

在不断试错的过程中，我们发现将植物油制成 5% 浓度乳化液，在 8—10 月份喷洒，虽然不能凝固花粉，却可以让几乎所有雄花枯死。后来我们和民企合作，花了十几年时间不断改良，终于从天然油脂中分离出一个经口毒性和经皮毒性都十分安全的表面活性剂。所谓的表面活性剂，指的是既可溶于水，又可溶于油的物质，日常生活中洗发水、肥皂就含有表面活性剂。

我们制成的表面活性剂可用于食品添加剂，只会令杉树雄花枯死，对人体、昆虫、鱼类、微生物等其他动植物均无害，而且可降解，不会污染地下水。2016 年，我们将之取名为 Palcut，完成了农药注册备案。

与杉树花粉的惨烈战斗

"粘鸟胶之战"的成果超乎预期，我的导师很满意，他建议我在学会上做报告时，用一张杉树花粉铺天盖地的图片做幻灯片的首页。于是我联系了之前做实验时合作过的群马县林木育种场，在采集种子用的杉树前摆好架势，势必要拍一张十全十美的照片。我和师弟两人从早上就架好了相机，结果老天就是不给面子，吹的风都不合要求，等来等去都等不到一个合适的拍摄时机，最后还是我拜托师弟爬到树上用力摇晃树身才勉强拍了一张。导师看到这张照片，脸上是乐开花了，倒是苦了我和师弟。那天我俩沾满了花粉，全身上下一片黄，在回去的路上到伊香保温泉洗了个澡，结果还是得了花粉症。

后来，师弟去了没有杉树的北海道，当了一名教师，而我倒是执拗地继续研究花粉。每当我将实验用的杉树枝条带进实验室，同事们都躲我远远的。当初我对花粉怀着熊熊的复仇之火，而现在写作这本《花粉症与人类》的我，反倒对花粉感谢不已。

让杉树花粉"自杀"

花粉的生命力异常顽强。长成之后的花粉外边包裹着坚韧的外壁，甚至能够在土里残留几千万年不被分解。不过，在长成之前的8—10月份，即减数分裂前后喷一点 Palcut，就能杀死编码细胞，中断花粉的生长。而且，雄花"自杀"之后，本来要输送到花粉的养分和能量就会转移到其他器官上，反而能够促进植株本身的生长。如此生长起来的杉树，作为木材的价值更高了。日本的杉树林有相当一部分是私人林场，对于这种优质木材，林场主的引进意愿自然也就更高。

另一个歪打正着的事是喷洒了 Palcut 之后，杉树长不出球果，客观上让危害农作物的椿象没了容身之所。每逢台风天，杉树球果被吹落，都会有大量椿象飞到果树园，造成巨大损害。现在用了 Palcut，不仅能防止花粉飞散，又能促进杉树生长，还能预防椿象虫害，可谓一箭三雕。

回顾人类史，尖端技术往往伴随着无法挽回的代价，但是 Palcut 是食品添加剂，优势就在于它不会带来任何损害，而且可挽回，只要停用，土地状况就能恢复如初。

最后一关是批量使用的挑战了，即要如何做到高效且低成本地利用直升机或无人机喷洒。这项技术的重点不在于 100% 防止杉树花粉的飘散，而是要让人切切实实地感觉到症状有所缓解。如果作为花粉源的雄花枯死到了一定程度，那么飘散到人类居处的花粉量——假设风在四面八方均等吹拂——应该会以与距离成 2 倍反比例的关系减少。

对杉树黑斑菌的抱怨

另外，我对林野厅森林综合研究所进行的研究感到担忧。他们试图利用一种叫 *Sydowia japonica* 的杉树黑斑菌来定点狙杀雄花。可是病菌感染这种手段一旦发生意外，散布出去的细菌是无法回收的。也就是说，一旦失败，其结果就无法挽回。我脑海中不由得浮现出 731 部队的细菌武器。杉树为我们做了这么多，现在我们却要故意拿病菌感染它，让它产不了花粉，这不就是恩将仇报吗？

林野厅的研究人员是将 *Sydowia japonica* 混在 5% 大豆油溶液里喷洒的，但问题就在于，在 8—10 月份这段时间，单用 5% 大豆油溶液就行了，用不着掺细菌也能杀死九成以上的雄花。

好在这个黑斑菌制剂目前还未注册成为农药，不能上市，而且似乎还需要一段时间攻克批量制备技术，因而距离其大规模应用还比较远。给杉树林喷洒 5% 大豆油溶液所引发的环境污染、地下水污染、火灾等次生灾害，是无论如何都要想办法规避的。

花粉症模范城市之梦

2019 年起，我们小组连续两年做了喷洒实验验证研发的 Palcut。虽说是小规模实验，但也得到了静冈县森林·林业研究中心和雅马哈发动机公司的帮助，在全国杉树花粉飘散量名列前茅的浜松市进行了无人机喷洒实验。实验结果显示，多次喷洒能够杀死九成以上雄花，但还需要继续改良，争取一次喷洒就出效果。

浜松市的人工林面积约 10 万公顷，如果要全面喷洒，粗略估计下，无人直升机喷 1 公顷要花费 5 万日元，覆盖 1 公顷所需的 Palcut 为 50 升，成本也是 5 万日元，也就是说花费 100 亿日元就差不多能有效抑压花粉飘散了。当然我也知道直升机和驾驶员是稀缺资源，要是有人能给我 100 亿日元，我也想去挑战一下开飞机。顺带一提，100 亿日元只够买一架鱼鹰直升机，全浜松市 80 万人分担的话，每人大概要承担 12 500 日元。目前我们的研究工作还在继续，争取进一步降低成本。

花粉症与人类的未来

一点预言

正当工业革命如火如荼之时，英国耳鼻咽喉科医生莫雷尔·麦肯基曾预言："当自然被机械取代之际，能让人类知道世上存在过花朵的，就只剩下植物博物馆里那些干巴巴的标本了。没有了花粉，花粉症也就随之消失了。"

但是我确信最终活下来的是花粉而不是人类。1940年，花粉学领域的巨擘罗杰·菲利普·伍德豪斯就说过："在五月花号到达的几千年前，豚草就已经扎根在新世界的土地上了。我相信，只要人类不再破坏这个星球，豚草就还能在这里再扎根个几千年。"

我所想象的场景是这样的。现代人因为自身的傲慢和愚蠢自取灭亡，他们存在过的痕迹就是那大量的花粉。这些花粉被埋在薄薄的，大致相当于几百年厚度的地层中。讽刺的是，现代人的生活痕迹看起来就像彼此之间有着深仇大恨一样，和尼安德特人的相互爱护形成鲜明对比。这些痕迹以花粉为媒介镌刻在大地上，将留存几千万乃至几亿年。

人生于尘土，归于尘土。无论是英语 Human being，还是拉丁学名 *Homo sapiens*，都在说人即尘土。人在地面上空虚地活一辈子，然后化为尘土。花粉能够脱离重力的桎梏飘散四方，也能半永久性地留存后世，而人只能一辈子在地面匍匐，然后腐朽。但在这短暂的一生，人可以爱花、得花粉症，最终化作尘土拥抱花粉。

翘望花粉光环吧

在花粉飘散量极多的晴天，找一个太阳羞羞答答躲在云中露出半边脸的好位置，就能看到花粉光环。我们的肉眼无法直接看到细小的花粉，却可以透过太阳光眺望花粉在空中，捕捉到那恍如幻梦的美妙光环。

我不由得想起了《旧约圣经》中记载的诺亚洪水。人类因为自己犯下的罪孽引发了洪水，在旧人类被洪水淹没之后，获救的诺亚一家与上帝订下了新的契约。彼时，天边划过了一道美丽的彩虹见证了这一刻。

当然，人类肯定不会因为花粉症本身而灭亡。但是，任由花粉症弥漫扩散的行为，却极有可能导致人类因为别的原因自取灭亡。

当你的花粉症变得严重时，愿你能抬头，眺望着天空中那道花粉光环。光环如同彩虹一般，闪着七色的光芒，温柔地包裹着太阳。花粉光环是大自然送给它那任性的组成部分——现代人的一道信息。

诺亚看着七色彩虹，迈进了洪水过后的新世界。我们想给下一代留下一个美好世界，要如何迈出这一步呢?

后　记

　　1986 年，我考上了大学，而这一年也是泡沫经济起飞的一年。中曾根内阁乘着全球金融资本主义的东风，进行了一系列改革。然而，1989 年昭和天皇驾崩前后，亚洲各地的战争受害者不断抗议发声，这表明第二次世界大战的影响远没有结束。日本之外还发生了切尔诺贝利核事故、推倒柏林墙等大事件。日本国内杉树花粉症席卷全国也差不多是这个时候。

　　后来，经济泡沫破裂了，地铁站和公园里的流浪汉多了起来，这个时候的我考上了研究生，负责林野厅花粉症应对措施课题下属的一部分——防止杉树花粉飘散的相关研究。就这样，我一边从事着抑制杉树花粉飘散的技术研发，一边见证了来自于发展中国家和曾被日本殖民国家的人民的愤懑，以及由此衍生出来的事物。

再后来，经历了 2008 年的金融海啸、2011 年的东日本大地震、2020 年的新冠肺炎疫情，隐藏在日本内部的阶层分化逐渐暴露，已经到了必须要刮骨疗毒的地步了——每当春天来临，花粉症症状出现时，我的这个想法都会强烈一分。

看了这么多，我个人愈发觉得，杉树花粉症其实是对日本这个国家忽视老百姓和周遭环境、片面追求经济增长的警告。你可能觉得我在信口开河、胡说八道，但我在本书中已经表达得很明确了。花粉症这种疾病，不仅仅是一个单纯的健康问题，而是现代人的肆意妄为，致使自身与生态环境之间产生错位，导致人类与环境相互倾轧和扭曲，继而令我们的身体反应发生了变化。这一切结果的表征，就是花粉症这一历史产物。因此，要解决花粉症问题，就要将眼光放得长远一些，明白这是人类修复与地球生态系统关系的过程，需要很长的时间跨度（time span）。

英语里的"健康"写作 healthy，是从动词"治愈"（heal）衍生而来的。健康，原本不是指不会生病，而是指生了病也有能力恢复。为了自己的身体健康，更为了我们所生活的日本乃至全世界都健康，还为了我们能够在地球生态系统中共同生活下去，我们都应该适度、量力、相互体谅地生活。我们应该还没有完全丧失自我恢复的智慧和能力。每年春天都会来"探望"我的眼泪、喷嚏，促使我有了以上的思考。最近，我甚至觉得一年一度的"痛哭流涕"还有点"有朋自远方来，不亦乐乎"的感觉。

本书是在岩波书店《世界》期刊 2020 年 1—6 月号上连载的《花粉症与人类》专栏文章基础上增补修订而成。

现在，我眼前浮现出曾为我的研究、调查出过力的诸位花粉症病友及家人的身影，在此对他们表示感谢。我还要向因我而患上花粉症的师弟师妹、学生道歉，同时也希望他们今后也能继续帮助我，一起创造一个更美好的世界。

我在写作本书时，重新领略了什么叫"木已成舟，追悔莫及"。花粉症与人类的历史很清楚地告诉我们，人类的自以为是终将以意想不到的方式反噬其身，我们应当秉持如临深渊、如履薄冰的态度，免得自己日后后悔。

我希望，这本书能给被花粉症折磨的病友们一点安慰和鼓励，也算是我患花粉症的一点点贡献了。

小盐海平

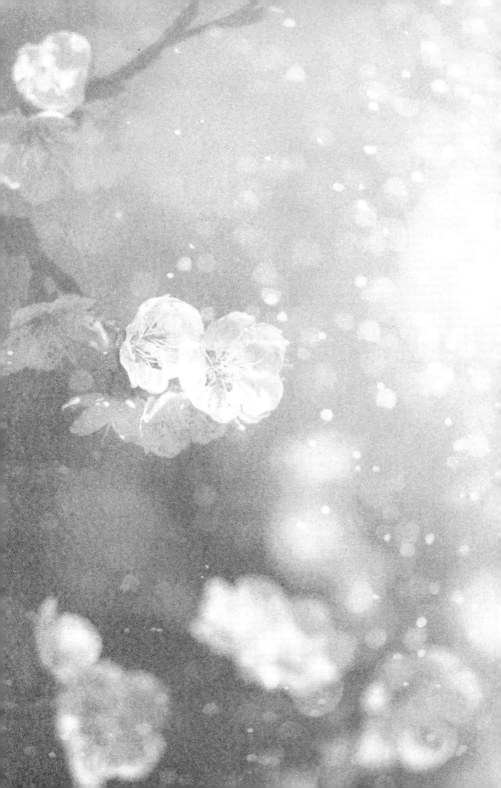

埃博思译丛：医学与文明

.